中医有故事

医源流长

吕晓东 赵鸿君 主编

王　斌 李　硕 编著

U0130045

辽宁人民出版社

© 吕晓东　赵鸿君　2024

图书在版编目（CIP）数据

中医有故事. 医源流长 / 吕晓东，赵鸿君主编；王斌，李硕编著. —沈阳：辽宁人民出版社，2024.1
ISBN 978-7-205-10991-2

Ⅰ. ①中… Ⅱ. ①吕… ②赵… ③王… ④李… Ⅲ. ①中医学—少儿读物 Ⅳ. ①R2-49

中国国家版本馆CIP数据核字（2023）第251685号

出版发行：辽宁人民出版社
　　　　　地址：沈阳市和平区十一纬路25号　邮编：110003
　　　　　电话：024-23284325（邮　购）　024-23284300（发行部）
　　　　　http://www.lnpph.com.cn
印　　　刷：辽宁新华印务有限公司
幅面尺寸：145mm×210mm
印　　张：6.25
字　　数：119千字
出版时间：2024年1月第1版
印刷时间：2024年1月第1次印刷
责任编辑：刘铁丹
装帧设计：琥珀视觉
责任校对：吴艳杰
书　　号：ISBN 978-7-205-10991-2

定　　价：25.00元

总 序

中医药学从远古走来，它的根系浸润在中国传统文化广袤肥沃的土壤中，是中华民族宝贵的文化财富和精神财富，是中华民族的伟大创造。毛泽东在1958年10月11日阅中共卫生部党组9月25日关于组织西医学中医离职学习班的总结报告中批示："中国医药学是一个伟大的宝库，应当努力发掘，加以提高。"2010年6月20日，习近平在澳大利亚墨尔本出席皇家墨尔本理工大学中医孔子学院授牌仪式时说："中医药学凝聚着深邃的哲学智慧和中华民族几千年的健康养生理念及其实践经验，是中国古代科学的瑰宝，也是打开中华文明宝库的钥匙。"中医药学既是防病治病的自然科学，又是充分体现中国传统人文哲学思想的文化瑰宝。中医药秉承"道法自然"的生命观，强调天人合一，形神兼顾，天、地、人是一个有机的整体，天地大宇宙，人体小宇宙，提出"辨证论治""整体观""治未病"等防病治病思想。中医药学有着特殊的思维模式和文化印记，有神圣工巧的望闻问切，有赓续不衰的四大经典，有仁爱精诚的苍生大医，有功效神奇的针灸推拿，有名声赫赫的道地药材。进一步继承、保护、弘扬和发展中医药文化，不仅对于中华文化的传承创新发展，以及中华民族的伟大复兴具有重要意义，更是每一位中医人的使命。

2016年2月，国务院印发的《中医药发展战略规划纲要（2016—2030）》提出："推动中医药进校园、进社区、进乡村、进家庭，将中医药基础知识纳入中小学传统文化、生理卫生课程，同时充分发挥社会组织作用，形成全社会'信中医、爱中医、用中医'的浓厚氛围和共同发展中医药的良好格局。"2019年10月20日，中共中央、国务院发布的《关于促进中医药传承创新发展的意见》明确要求："实施中医药文化传播行动，把中医药文化贯穿国民教育始终，中小学进一步丰富中医药文化教育，使中医药成为群众促进健康的文化自觉。"2021年，中央宣传部正式印发《中华优秀传统文化传承发展工程"十四五"重点项目规划》，将中医药文化弘扬工程列为23个重点项目之一，而中医药文化进校园是中医药文化弘扬工程落地实施的有效途径。中医药文化融入中小学基础教育，中医药文化基因的植入和传承从娃娃抓起，这是中医药可持续发展的动力和保障。

青少年是祖国的未来，他们成长学习、实现梦想以及为祖国、人民贡献才智的基本前提是拥有健康的身心和强健的体魄。让青少年了解中医药、走近中医药，学习健康知识，培育中华优秀传统文化情怀，对于增强青少年文化自觉和文化自信，进而增强民族自信，厚植爱国主义情怀，践行社会主义核心价值观，都具有重大而深远的现实意义和历史意义。

《中医有故事》作为中医药文化进校园丛书是辽宁中医药大学以中医药文化弘扬工程为契机，谋划三年教育发展规划、加强中小学中医药文化教育、让中小学生爱上传统中医药文化的重要举措，在中小学生中营造读中医、学中医、爱中医、用中医的良好氛围，让中医药的种子在幼小的心灵中生根发芽。同时，青少年通过学习中医药知识，能够增加自己对于健康和疾病的认识，进一步提高身体素质。

《中医有故事》丛书立足向青少年传播中医药文化和知识，由一篇篇精挑细选的故事，集结成《医源流长》《杏林传奇》《苍生大医》《神奇中药》四册。各分册作者均为辽宁中医药大学中医药文化方面的教授。

《医源流长》从中医药发展史的维度出发，选取在中医学发展历程中产生过重大影响的事件和人物，通过喜欢中医的小学生钟一的观察和学习，从火的诞生、衣着由来讲起，经历了仪狄造酒、伊尹造汤液等不断的探索，渐次形成了《黄帝内经》《神农本草经》《伤寒杂病论》等经典文献。从有巢氏、阴康氏、伏羲氏、神农氏等中医学的开创者，到王叔和、皇甫谧、葛洪、陶弘景、孙思邈等大医的成就者，展示了一代代大医薪火相传、代代守护的动人画面。

《杏林传奇》选取36个中医成语典故，以小学生衣玲玲梦遇上古智者为引导，在上古智者的讲述中，小学生衣玲玲逐渐了解中医、走近中医、感悟中医。

《苍生大医》精心选取唐代以前10位著名的医者，以医家传记、医案为素材，从学医经历、治病故事、著书立说、医学成就等方面，展示大医的奋斗历程、仁心仁术。在故事中，让我们追随古代大医的行医历程，感受扁鹊、华佗、张仲景等大医救死扶伤、拯救天下苍生的仁和精神，认识这些苍生大医。

《神奇中药》用通俗易懂的语言，通过小学生小志与爷爷一起出诊时发生的神奇又有趣的事情，从中药名称的美丽传说、功效主治等方面，讲述了36个中药的故事，让青少年领略祖国山河的富饶辽阔和中药的神奇功效。

本套图书故事题目均自拟，每个故事后面设三个模块："学一学"模块针对故事中涉及的知识点或难点进行拓展学习；"说一说"模块根据故事提出问题，测试对故事的理解和掌握；"练一练"是实践应用模块，对中医药知识进行体验式学习。

少年砥砺凌云志，青春奋进正当时。愿本套图书能成为青少年的良师益友，帮助青少年丰富阅历，开阔视野，健康身心，茁壮成长！让中医药文化走进中小学校园，走进青少年，走入千家万户！

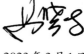

2023年3月1日

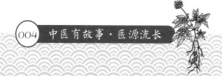

目 录

引 言

我叫钟一。呵呵，钟一、中医，也许冥冥之中有着必然的联系，我特别喜爱中医。读了几本中医科普读物后，喜欢的程度就到了痴迷状态。

有一阵子，我都有点超越痴迷的状态了，用我娘亲的话说我"疯癫"了，用我老爹的话说我"入魔"了，同学们说得更贴切，说我"神经"了。呵呵，我才不在意呢！下课不管是男同学还是女同学，我逮着谁就给谁号脉，见到谁就让人家伸舌头，回到家里追着娘亲和老爹给扎针灸。一时间，学校里、家里让我弄得鸡飞狗跳，这个词用得不太好。实际情况是不管在家里，还是在学校，谁见到我就像躲瘟神一样退避三舍。

那会儿，我真的有点抑郁了，当然不会真的抑郁了，学中医不仅能给别人看好病，最重要的是让自己不生病。不过嘛，还是挺烦恼的，有点英雄无用武之地啊！

有一天，老师见我闷闷不乐，一个人在操场的角落里发呆，就走过来对我说："钟一啊！老师看好你，将来一定是一位了不起的中医。"

我顿时喜上眉梢，"哦吼，知音啊！老师就是老师，懂我哎！"一股暖流涌上心头。但接下来老师说的话，又让我的心情瞬间跌入低谷。

"不过，中医之路不能这么走，你看看你的学习成绩由前十名直落到了后十名。你热爱中医，学习中医这都值得称赞。可你毕竟才小学五年级，怎么可能学懂源远流长、博大精深、浩如烟海的中医经典呢？看了一点中医药文化科普书籍，就能给人看病了啊？没有深入系统学习中医理论，没有丰富的临床经验是不能成为中医的，更别说成为妙手回春的名中医了。你说呢？"我似懂非懂地点了点头，眼里一片茫然。

"呵呵，心灰意冷了？"老师看着我失落的样子接着说道，"中医之路任重道远，需要有志的人一步一步锲而不舍地坚定走下去。钟一是个有志的好少年，只要你找准学中医的正确道路，在学好文化知识的基础上，先从了解中医、熟悉中医开始，老师还是那句话，你一定会成为一名了不起的中医。"老师的一番话让我的小心脏"怦怦"地有力跳动起来，抑郁瞬间无影无踪，激动得我不知怎么和老师去表达此刻的沸腾的心情，心潮澎湃啊！

"听师一席话，胜读十年书。老师，你真是了不起的老师。"这是我的心声，老师听了一定会很开心。可万万没想到，只见老师脸色"唰"地一沉，"钟一同学，你可以直接去读硕士了。老师的一席话，就可以让你少读十年书，我可没那么大本事，这未免也太夸张了吧？"

我心里一下子打起鼓来，寻思着赞美一下老师还错了。其实也不完全是赞美，可以说这是我的肺腑之言，老师怎么还生气了呢？老师看着我懵懂的样子，"扑哧"一声笑了出来，"老师和你开个玩笑。不过话也不能那么说，有阿谀奉承之嫌。"

"呵呵，老师说得有道理。"我尴尬地笑了笑说道，心里却在嘀咕，"阿谀奉承之嫌，怎么不说溜须拍马之嫌呢？老师就是老师，说话就是有文化还文明啊！"

老师好像看出了我的小心思，有点严肃地看了我一眼，吓了我一跳，老师是不是又要发飙了？可出乎意料的是，老师从包里拿出一本书，微笑着对我说："送你一本中医医学史的书——《医源流长》。再告诉你个秘密，我也是中医迷。"我的小心脏又"怦怦"地跳动起来，捧着书有种爱不释手的感觉。转过身想和老师说句感谢的话，发现老师已经走出很远了，老师在我的心里留下了一道永远都不会消失的、最美丽的身影。

看着手中的《医源流长》，我的心情骤然也愉快了起来。

火的诞生

"火，与中医有关系吗？"我好奇地读了起来。

要说中医，还是要从火的使用说起。在远古人类旧石器时代，我们聪明的原始先人就已经开始发现和使用火。那时，火山爆发、电闪雷击引起森林起火，对于原始先人来说，那是非常可怕的。但是，我们聪明的原始先人在同险恶的自然条件做斗争时，逐渐了解了火的附近比较暖和，被烧熟的野兽更好吃。

于是，他们便试着取回火种，把燃烧的树枝带到山洞里去，用火作为战胜寒冷和防止野兽侵袭的武器。在长期的劳动过程中，他们还发现了摩擦生火的现象。例如，打击燧石或石器相碰会产生火花，刮木、钻木时会生热，甚至冒烟起火。经过若干万年的摸索、尝试，他们终于在实践中掌握了打击、磨、钻等人工取火的方法。

火，在今天是再普通不过的了，而在远古时期我们的祖先对火的认识、使用和掌握，是经历了相当长的历史

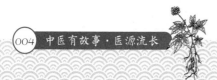

阶段。

　　知道元谋人吗？元谋人，因发现地点在云南元谋县上那蚌村西北小山岗上，定名为"元谋直立人"，俗称"元谋人"。"元谋"一词，出自傣语，意为"骏马"。在元谋人的遗址中，我们发现了几块被火烧过的骨头。由此可见，一

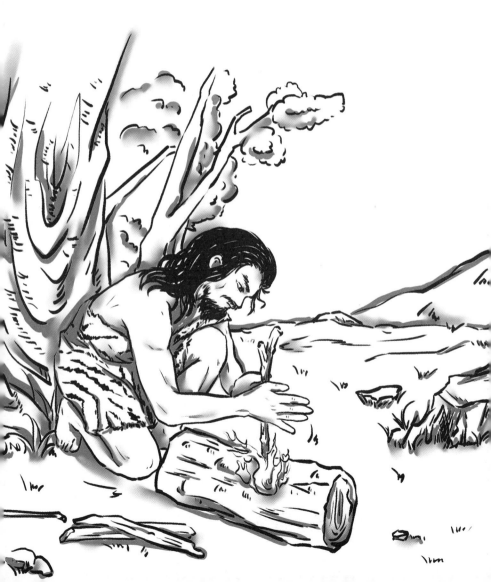

百七十万年前的人们就已经会使用火。

距今约七十万年至二十万年，发现于北京周口店的北京猿人，保留了猿的某些特征，使用打制石器，已会使用天然火，过着群居的生活。在北京人住过的山洞里有很厚的灰烬层，最厚处达6米，灰烬堆中有烧过的兽骨、树籽、石块和木炭块。从而表明北京人已经会使用火和保存火种。

人类认识并掌握了火，就增强了同寒冷气候做斗争的能力。火可以烧烤食物，可以用来围猎和防御野兽，可以照明，可以烘干潮湿的物件以及化冰块为饮水等。

火的使用意义非凡，不仅改变了原始先人茹毛饮血的生食习惯，而且扩大了食物的来源和种类，有利于人体对食物消化，减轻了消化器官负担，减少了胃肠疾病的发生。

生食很不卫生，因而人们会发生多种疾病。熟食使肉类中的营养成分更容易被人体吸收，从而使人的身体和大脑得到的营养增加，这样就提高了人类的智力水平和身体素质。也就是说，火的使用是人类文明的巨大进步。

"钻木取火"，一个久远的传说故事。据古书《白虎通义·三纲六纪》记载，上古时先民们以打猎取食为生，打了猎物茹毛饮血，吃饱了就把剩余的抛弃。人们不但生吃禽兽的肉，喝禽兽的血，而且还吃树上的果子、地上的瓜果，捉食水中的动物，如鱼鳖、蚌蛤之类。那些生吃的食物中，有的腥臊恶臭伤害人的肠胃。故而，当时的人们平均寿命都比较短。

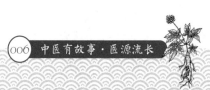

那时，火山喷发、雷电击着树木等，都有大火产生，但人们不但不知道用火把生食制熟后吃，而是一见火就害怕，逃得远远的。而大火过后留下烧死的禽兽或其他动物，人们捡吃了后，感到比生食好吃得多，才知道熟食比生食好。可惜天然火不常发，熄灭了就没有了，人们就怀念火给大家带来的熟食，却不知道怎样才能有火可用。

有一位聪明的燧人氏，突然发现大风使树枝摩擦能生出火来，于是就经过反复试验发明了钻燧取火，解决了人们吃熟食困难的问题。民众非常高兴，认为他是圣者，便拥戴他为头领。

火，为我们的祖先在黑暗中带来光明，用于烧山打猎、驱赶野兽，最初的农业耕作方式也是依靠火来进行的，"刀耕火种"一词就是古人用火耕种的证明。

火，还可以取暖御寒，改善了原始人类的生活居住环境，减少因久居寒冷潮湿的洞穴引发的疾病。火的使用，还是一些原始治疗方法，如火是热熨法、灸法产生的前提条件。说到这里，终于明白了吧？火与中医的产生发展，是有着密切关联的。

"哦！原来如此，火的诞生经历了这么长、这么曲折的过程啊！也是中医产生发展的一个重要前提条件。"真是学习才能长知识啊。

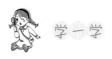

学一学

刀耕火种

"刀耕火种"是人类在新石器时期的最原始农业生产方式，它是指先以工具砍伐地面上的树木等枯根朽茎，将草木晒干后用火焚烧，使经过火烧的土地变得松软，利用地表草木灰作肥料，播种后就不再施肥，种一年后就换一块地耕种的生产模式，也被认为是我国历史最悠久的农业耕作方式。

说一说

1. "钻木取火"的故事？
2. "茹毛饮血"的意思？

衣着由来

"衣着由来，这是一个挺有趣的话题，可怎么想都与中医联系不起来哦！"我有些莫名其妙的感觉。

在今天，不穿衣服是一件很可笑的、不可思议的事。远古时候，大人、孩子都光着身子，慢慢地人们开始用树叶、树皮、毛皮来遮掩身体。人类真正实现穿衣也是经历了漫长的过程。随着人类的进化，人们剥下植物纤维，制成麻布做衣服。后来，人们学会用棉花纺纱织布做衣服。

两三千年前，人们懂得了种桑养蚕，从蚕茧中抽丝，制成绸缎做衣服，这可是中国人的创造呢！人们还用动物的皮来做衣服和鞋帽，又结实又暖和。

衣着，对于原始人类来说也是了不起的进步。衣着，在原始社会时期，不是后来人类社会衣服的概念。最初，原始人类只是依靠自身的体毛来蔽体保暖。后来，逐渐懂得用树叶和兽皮来遮掩赤裸的身体，将捕获的野兽的皮毛缝制加工为遮盖物，用来保护身体和抵御严寒。

原始人类在披挂兽皮的同时，还利用其他天然材料制作衣服，其中最主要的是树皮和树叶，渐渐地又将经过编织的羽毛、树叶、茅草等披在身上。大约2万年前，我们的祖先就初步掌握了缝纫技术。周口店旧石器时代北京人遗址中曾出土了一枚带孔的骨针，这枚骨针的发现就是北京人掌握缝纫技术的真实证明。约5000年前，中国在新石器时代的仰韶文化时期，就产生了原始的农业和纺织业，开始用织成的麻布来做衣服，后又发明了饲蚕和丝纺，人们的衣冠服饰日益完备。

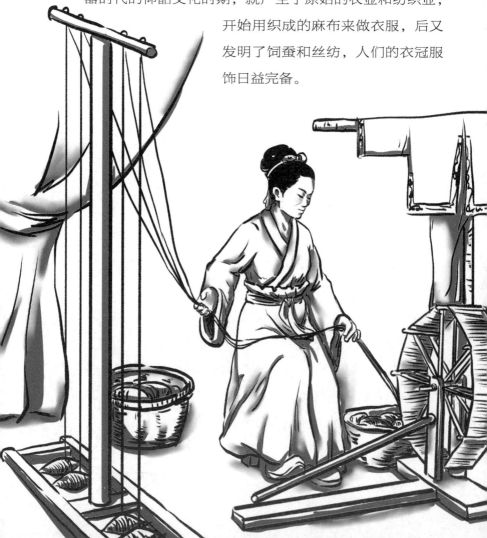

到了殷商以后，冠服制度初步建立；西周时，服饰制度逐渐形成。周朝后期，由于政治、经济、思想文化都发生了急剧的变化，特别是百家学术对服饰的完善有着一定的影响，诸侯国间的衣冠服饰及风俗习惯上都开始有着明显的不同，并创造深衣。冠服制被纳入了"礼治"的范围，成了礼仪的表现形式，从此中国的衣冠服制更加详备。

说起织布就会想到黄道婆，是她改进了织布工具，确切地说，是古代织布机。在南宋理宗帝年间，年仅13岁的黄道婆为逃避当童养媳，随商船漂落到崖州水南村。当时黎族人的棉纺织技术领先于中原汉族，黄道婆就倾心向黎族民众学习用木棉絮纺纱，用米酒、椰水、树皮和野生植物作为染料调色染线，用机杼综线、挈花、织布的纺织印染技术，改革脚踏"三绽三线"纺纱车和"踞织腰机"织布机，提高了织锦质量。以"踏车椎弓"织出的黎锦、筒裙的图案有的艳丽、有的素雅，有鸡花纹、马尾纹、青蛙纹等200多种，被誉为"机杼精工，百卉千华"。

"黄婆婆，黄婆婆，教我纱，教我布，二只筒子，两匹布。"这是上海一带劳动人民世代相传的一首歌谣。这首歌谣表达出人们对黄道婆为我国棉纺织技术作出卓越贡献的感激。黄道婆对棉纺织技术的巨大贡献，赢得了当地劳动人民深情的热爱和永久的纪念。黄道婆死后，大家举行了隆重的公葬，并且在乌泥泾镇替她修建祠堂，叫作先棉祠。

其实，在我国各地的新石器时代遗址中，多处都有纺轮出土。特别是在浙江余姚市河姆渡遗址还出土有纺织木机件，表明远在6000多年前的新石器时代，我们的祖先就已经能够使用织布机了。

我们的祖先从赤身裸体到以兽皮、藤蔓、羽毛充当衣服，再发展到以植物纤维为主的编织物，以至后来有了原始的纺织缝纫，这些活动不仅能改善人类的生活方式，也极大地增强了人们对自然界气候变化的适应能力，减少了疾病的发生。所以说，衣着是卫生保健的又一体现。

"衣着与中医有什么关系呢？看到这，我终于明白了，中医主张'治未病'，重在预防疾病发生。衣着，对于人体健康预防疾病很重要。"聪明的祖先的每一个创造，都为中医药的产生发展奠定了坚实的基础。

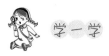 学一学

北京人遗址

周口店北京人遗址，位于北京市房山区周口店镇龙骨山，距离北京城约50公里，是中国旧石器时代的重要遗址。

周口店遗址共发现不同时期的各类化石和文化遗物地点27处，出土人类化石200余件，石器10多万件以及大量的用火遗迹及上百种动物化石等，是人类化

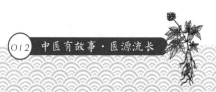

石宝库和古人类学、考古学、古生物学、地层学、年代学、环境学及岩溶学等多学科综合研究基地。

1961年3月4日，周口店遗址被公布为第一批全国重点文物保护单位，1987年被列入《世界文化遗产名录》。

 说一说

1. 冠服制度产生于何时？
2. 河姆渡遗址在何地？

有巢氏

"有巢氏？这是什么呢？"我带着疑问，从书中寻找答案。

在原始社会时期，随着社会的发展，人口增多，洞居的不利条件日益暴露出来，他们经常遭受野兽的侵害，很没有安全感。我们的祖先为了防止野兽侵害，开动脑筋想出了构木为巢、栖息树上的办法，这就是传说中的"有巢氏"时代。因形似鸟巢，故名巢居。古代文献《鉴略·三皇纪》中也记载有巢氏"构木为巢室，袭叶为衣裳"，说的是用木头搭建房屋，用树叶编制衣服。

谁是"有巢氏"呢？有巢氏，简称"有巢"或"巢"，号"大巢氏"，华夏族人，被誉为"华夏第一人文始祖"。他是中国上古时期的部落首领，建立了古巢国。有巢氏开创巢居文明的伟大功绩，对中华文明的发展具有积极深远的影响。

2008年，北京奥运会主场馆鸟巢的建造理念，就有来

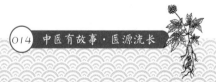

自有巢氏巢居文明的内涵。2019年，中国北京世界园艺博览会中国馆，也是效仿有巢氏"巢居"的古老智慧修建而成。

　　"有巢氏"这么厉害哦！从上古一直影响到今天。了不起！我心里为其大大地点了个赞。

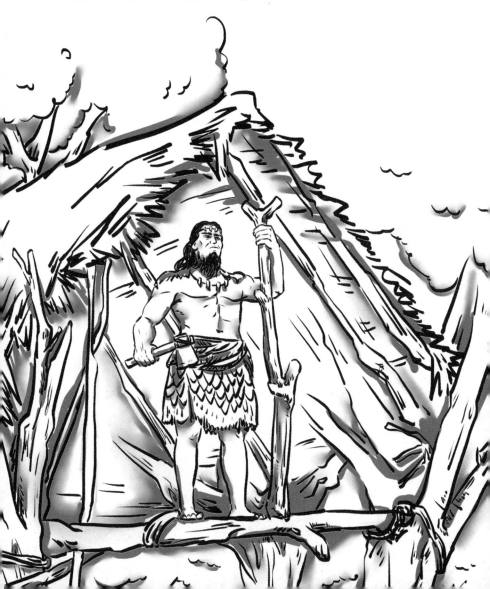

随着自然界气候的不断变化，巢居已经难以御寒，我们的祖先开始迁居天然山洞，过着"冬居营窟，夏居橧巢"的生活。通过考古发现，旧石器时代的众多遗址主要分布在山洞中，说明这时的人类已经进入了穴居时期。原始人类一般选择洞口较小、地势较高、方向朝南的山洞居住来躲避寒风。洞口封闭性好，洞内干燥不潮湿，对于人的身体健康大有好处。后来随着火的发明，穴居还可以使人们围火取暖而居，更有利于人们的生存。

到了新石器时代，我们的祖先开始走出洞穴，建造起原始的房屋。早期原始房屋受地域环境差异及建造材料的影响有所差别，但都是从巢居或穴居发展而来的。

在长江流域的河姆渡村落遗址，那是一种"干栏"式建筑。"干栏"式建筑，就是下层养家畜，上层居住人，既能防潮防水，也能防兽防敌，一般认为这是从巢居发展而来的。我们熟知的"家"字，就是由这种房屋居住形式创造而来的。"家"的甲骨文是"🐷"，上面的"宀"代表的是房屋，下面的"豕"表示房屋下层以"猪"为代表的家畜。

为什么这里的房屋建造成"干栏"式建筑呢？因为江南雨水多啊！

在黄河流域的建筑就不大相同了，由于所属地区风沙较大，不适宜建造"干栏"式建筑，聪明的祖先想出了穴居的办法。比如，西安半坡遗址的房屋就属于半地穴式，修建时需先挖一个带圆角的方形浅穴，将屋顶直接盖在浅

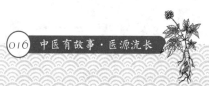

穴上。这种房子比较低矮，一半似洞，一半似房，通风透光都较差。后来，人们学会了在屋顶开天窗，以改善空气的流通和光线照明。

我们的祖先从半地穴式房屋，逐渐发展为有墙壁和屋顶的土屋、木屋和石屋。在发明了制陶技术后，又出现了砖瓦，这使房屋建筑有了更大的改进。居住条件的改善，是人类在自然界生存能力提高的体现，也可以说是人类卫生保健的重要措施，对于人们的身体健康、寿命延长有着重要作用。

中医养生保健、诊疗疾病，都特别注重环境因素，居住环境的好坏显得尤为重要。有些疾病的发生与居住条件、环境有着密切关联。

"中医强调人与自然和谐，那么就要和环境相适应，才能更好地生存。这其中的道理我还不太明白，但有了一种朦朦胧胧的想法，中医理论的产生发展绝不是偶然的。"我的认知还是很肤浅的。

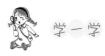 学一学

华夏文化

华夏文化是以诸子百家文化为主流，兼收并蓄，百花齐放，是全方位的文化。也是世界上最古老的文

明之一，是世界上持续时间最长的文明。华夏文化经历了有巢氏、燧人氏、伏羲氏、神农氏（炎帝）、轩辕氏（黄帝）、尧、舜、禹等时代。在周朝之前便有"华"或者"夏"的单称。从西周开始出现华与夏的连称。发展至今，一个拥有灿烂文化的中国，带着丰富多彩的文化元素屹立在世界东方。

说一说

1. 什么是"干栏"式建筑？
2. 半地穴式房屋的特点是什么？

阴康氏

"阴康氏？这是个人物呢，还是一个族群部落？这个人物或这个族群部落与中医会有什么关系呢？"一连串问号出现在我的脑海里。

我们的祖先们，为了有一个健康的体魄，创造了一种特别的健身方法——"仿生舞"，也叫作原始舞蹈。这种舞蹈源自飞禽走兽的不同姿态、人们劳动的不同动作，是我们聪明的祖先经过加工美化而产生的，这可是了不起的发明。

说到这里，不能不提起"仿生舞"的创造者——阴康氏。《通鉴纲目》中有这样的记载："阴康氏时，水渎不流，阴凝而易闷，人郁于内，腠理滞著而多重腿（zhuì 脚肿），阴康氏所以利其关节，乃制舞焉，治于华原。""教民制舞"可视为中华舞蹈、健身祛病活动最早的源头。可以推断：塔坡遗址就是阴康氏部落当年活动的主要地点之一。《路史》中也有这样的记载："阴康氏时，水渎不疏，江不行其原，阴凝而易闷，人既郁于内，腠理滞着而多重腿，得所以利其关节者，乃制为之舞，教人引舞以利导之，是谓'大舞'。"

　　阴康氏究竟是谁呢？他是中国神话传说中的一位部落

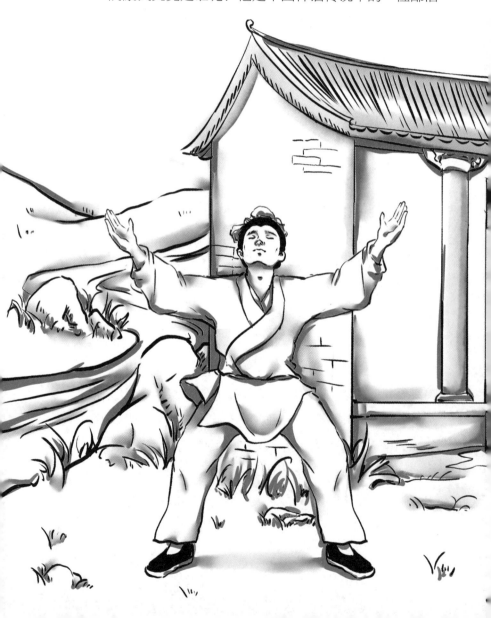

首领，生活在炎帝之前。在阴康氏时期，水道不通，江水泛滥，气候潮湿，人们长期遭受湿气的侵袭，导致肌肤关节活动不利。为了让人们摆脱这种困苦，首领阴康氏命人编制"大舞"，并传授给老百姓。所谓"大舞"，实际上就是一种类似于气功导引的养生方法。其基本作用是宣达腠理，通利关节，达到散瘀消积、保持健康的目的。《路史》中有关"大舞"的记载虽属后人补记，但大体上却与原始文化的特征相吻合。

当人类原始社会发展到了后期，人们每当狩猎前后、劳动之余或收获农作物时，都会尽情起舞，通过群体舞蹈来巩固氏族成员间的团结，沟通情感。20 世纪 70 年代，在青海大通县考古发掘出土的新石器时期彩陶盆上，便绘有五人手拉手、步伐整齐规范的动作，展现了原始社会晚期时的舞蹈场景。这些原始舞蹈，对养生思想的产生和发展起着启蒙和推动作用，为古代导引形成提供了基本素材。

随着人类思维能力的发展，原始人逐渐发现，经常舞蹈不仅可以振作精神、解除疲劳，而且在蹦跳后，身体原有的一些痛楚会减轻甚至消失。在原始社会后期，就已经出现了用于祛病健身，治疗关节、肌肉肿痛的"消肿舞"。人们开始有目的地把舞蹈运用于健身祛病，使原始舞蹈逐渐发展为导引术。

什么是"导引"呢？"导引"之名最早见于《庄子·刻意》中，"吹呴呼吸，吐故纳新，熊经鸟申，为寿而已矣。

此导引之士，养形之人，彭祖寿考者之所好也"。就是说，通过导引而吐出体内秽气，吸进新鲜的空气。行气时的动作，要像熊那样攀树直立，像鸟飞行那样伸脚。

由此可见，古代导引术是在原始舞蹈的基础上产生发展起来，并成为健身祛病的重要方法之一。

"我们聪明的祖先真是太了不起了，通过用火、衣着、居处和舞蹈，增强了抵抗大自然的能力，用最原始方式的保健方法祛病健身。"我的脑海里一下浮现出那一幅幅祖先们以顽强的意志与大自然抗争的画面。

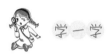 学一学

塔坡遗址

塔坡遗址，位于陕西省铜川市耀州区城北门外500米处的塔坡。据20世纪50年代考古发掘的文物及收集的资料看，"塔坡"应当是五六千年前，一处典型的新石器时代遗址，和西安半坡遗址同属仰韶文化遗址。

 说一说

1. 何谓"仿生舞"？

2. "仿生舞"有什么作用？

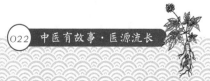

伏羲氏

"伏羲氏，我真的不知道是谁。但肯定又是一位了不起的先人。"我对能够称为氏的远古、上古时的名人，心中都有一种肃然起敬的感觉。

伏羲，华夏民族人文先始，三皇之一，即太昊，或称为黄熊氏，神话中人类的始祖，相传为中国医药鼻祖之一。《史记》中称伏牺，亦有青帝太昊伏羲（即东方上帝）一说。

伏羲是燧人氏之子，相传其母华胥在雷泽踩了巨大的脚印而有孕，生伏羲于成纪，定都在陈（今河南淮阳）。所处的时代，大约为旧石器时代中晚期。

伏羲的贡献，可以说是功德无量。《周易·系辞下》就有这样的记载："古者包牺氏之王天下也，仰则观象于天，俯则观法于地，观鸟兽之文与地之宜，近取诸身，远取诸物，于是始作八卦。"相传，伏羲仰观天空云彩变幻、电闪雷鸣、下雨下雪，又俯察地上会刮大风、起大雾时飞鸟走兽的动向，然后根据天地间阴阳变化之理，创造了八卦。

就是用八种简单却寓意深刻的符号来概括天地之间的万事万物。后人称之为"伏羲八卦"。

　　他看到蜘蛛结网捕虫，很受启发，就借鉴蜘蛛结网的方式，发明了网。然后，他教会部众用绳索编结成网，用来狩猎和打鱼。这样一来，人们的食物来源增加了。

　　伏羲不仅教会了人们结网捕鱼等，还教会了人们如何用火烹饪，从那时起人们享受到了香喷喷的饮食；他还教导部落里的男女固定他们的配偶，并制定婚嫁制度，

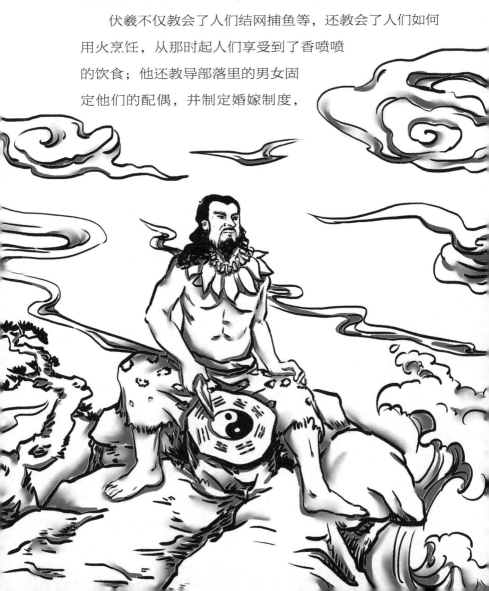

结束了原始群婚状态；他还指导人们训练捕捉到的动物，将它们驯化成家畜，种植桑树养蚕，抽丝纺织。他"造书契以代结绳之政"，也就是用一种记号或符号代替过去的结绳记事。符号中最重要的就是八卦，是文字的萌芽。伏羲还制作了琴瑟等乐器，并作有《扶来》《立基》乐曲，这大概是人类最早的曲目。

《帝王世纪》称伏羲"尝百药而制九针"，更是伏羲一大重要贡献，我国医界千余年来尊奉他为医药学、针灸学的始祖。从那时起，人们开始用针具治病。有关伏羲的传说从侧面反映了原始社会人类对砭石的使用及有关药物的发现。

伏羲是有大智的思考者和发明创造者，成为中华文化的源头。因此，伏羲得到了后世人们的赞颂和崇敬。

"太让我崇拜了，简直是无以言表。我为我们的先祖骄傲！"我由衷地感叹。

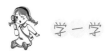 学一学

琴　瑟

指琴与瑟两种弦乐器，古代常用以合奏，也用以比喻夫妻感情和谐或兄弟、朋友的融洽情谊，称之为"琴瑟和鸣"。

说一说

1. 八卦是谁创造的？

2. 结网的由来是什么？

神农氏

"神农氏，我很熟悉的，一位万古传颂的超级名人，我的超级偶像。"我的小心脏"怦怦"跳动起来。真是没办法，一激动就这样。

神农，也称为炎帝，生活在距今五六千年前的长江流域，号烈山氏，是上古时期姜姓部落的首领。

有一次，炎帝看见一只红色的鸟衔着一串像种子的东西，见鸟儿把"种子"吐了出来，炎帝拾起来，鸟儿围着他飞了三圈，又"唧唧啾啾"地叫了一阵飞走了。炎帝认为这是天帝派红鸟送来的食物种子，便把种子埋在土里，又用木头制成耒耜（lěi sì），教人们松泥土，并掘井灌溉禾苗。这年秋天，一大片禾苗成熟了。人们多高兴呀！大家感念炎帝的功德，都称炎帝为神农。这样周边的部落又称炎帝部落为神农部落，而称他为神农氏，即农业部落的首领。

神农教人们去开垦土地，播种五谷，解决了食物短缺的问题。由此，带动了原始社会后期由采集、渔猎、游牧生活向农业经济的转变和发展。因此，神农是农耕文化的创始人。

神农尝百草而始有医药的传说，最早记载在西汉时期的思想家、文学家刘安的《淮南子·修务训》中，"神农乃始教民，尝百草之滋味，识水泉之甘苦……当此之时，一日而遇七十毒，由是医方兴焉"。意思是说神农为解除百姓的病苦，遍尝各种草药的滋味，分析药性和各种泉水、河水、井水等水的性味。当时，神农氏尝草药一天中毒70次，由此医学才兴盛发展。神农最后因尝断肠草而去世，人们为了纪念他的恩德和功绩，奉他为"药王神"，并建药王庙四时祭祀。

《史记·补三皇本纪》也有"神农氏作蜡（zhà）祭，以赭（zhě）鞭鞭草木，尝百草，始有医药"之说。说的就是神农尝百草，分析了解药性，而创立药物学，而这个传说一直延续至今，神农被尊奉为中国医药学的创始者。

神农尝百草的故事，反映了上古时期人们在发现和认识药物的过程中付出生命的代价，是人类实践的真实写照。通过这一传说，我们也可以想象到，在人类的历史上曾有许许多多的先人，为中医药的发展做出了重要贡献，甚至奉献出自己的生命。

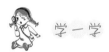 学一学

氏

"氏"的原意是一种神祇，在原始社会代表部落首领的公用称呼，只是后世的学者将其解释为神祇，这和后来兴起的中国神话学有关。字典中无此解释。

说一说

1. 神农一名的由来？

2. 农耕文化的创始人是谁？

《山海经》

"《山海经》？中医书籍吗？没听说过啊！也是啊，我没听过的事、没看见过的书实在是太多了。看来孤陋寡闻说的就是我啊！不管是不是关于中医的书籍，看看不就知道了嘛！"

《山海经》是中国先秦重要古籍，也是一部富于神话传说的最古老的奇书。该书作者不详，现代学者均认为成书并非一时，作者亦非一人。

《山海经》内容主要是民间传说中的地理知识，包括山川、地理、民族、物产、药物、祭祀、巫医等。保存了包括夸父逐日、精卫填海、大禹治水等不少脍炙人口的远古神话传说和寓言故事。《山海经》具有非凡的文献价值，对中国古代历史、地理、文化、中外交通、民俗、神话等的研究均有参考价值。其中的矿物记录，更是世界上最早的有关文献。

"这还真是一部百科全书哦！这和中医有关系吗？"我

心里不禁又嘀咕起来。

《山海经·北山经》中有这样的记载："谯明之山，谯水出焉，西流注于河。其中多何罗之鱼，一首而十身，其音如吠犬，食之已痈。"何罗鱼出谯明山谯水中，一个头十个身子，声音像狗叫，吃何罗鱼能治疗痈疮。"有鸟焉，其

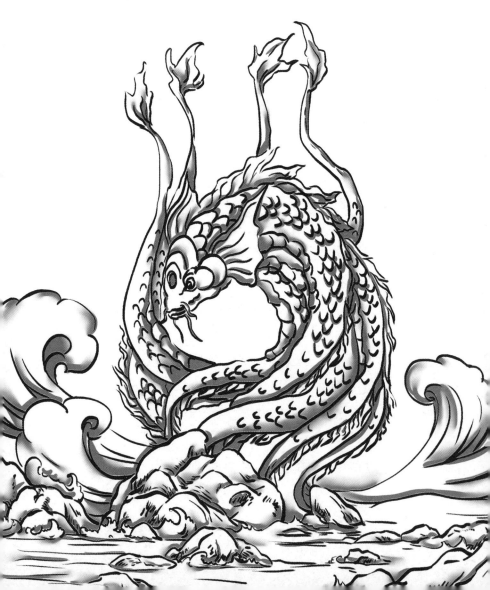

状如鹊，青身白喙，白目白尾，名曰青耕，可以御疫。"意思是说，有一种叫作青耕的鸟，像喜鹊，青色的身体白色的嘴，白眼睛白尾巴，可以抵御瘟疫。《山海经》提供了中国古代先民通过食用动物，从动物性食物中发现动物药物的证明；也说明了"药食同源"很有可能是早期人类了解药物的重要途径之一。远古时期的先人们，见到受伤的动物进食某些植物后伤口痊愈，便模仿着采后试食，从中也积累了药物知识。中药鹿衔草、淫羊藿等，便是我们的先人们通过观察动物行为而认识的药物。

随着狩猎和渔业的发展，原始人类获得了较多的肉类、鱼类及蚌蛤类食物。人们逐渐认识到某些动物的脂肪、血液、内脏、骨骼、甲壳等，都具有一定的食用价值和治疗作用，从而发现积累出了动物药的知识。

"看到这，我终于明白了，《山海经》不是一部关于中医药的古典书籍。却让我知道了中医药起源于哪里。"我不由得再一次赞叹，我们的祖先是何等的聪明啊。

 学一学

药食同源

"药食同源"是指许多药物本身就是食物，它们之间并无绝对的分界线，中药与食物是同时起源的。

说一说

1. 《山海经》是一部什么古籍？

2. 你喜欢的神话故事有哪些？

国学中的中医药

　　"国学，一个非常熟悉的词汇。老师说，父母说，好多人都在说。可究竟什么是国学？国学和中医药不会也有关系吧？"我很诧异，也很好奇。一起研究研究吧！

　　国学，是指以先秦经典及诸子百家学说为根基，涵盖了两汉经学、魏晋玄学、隋唐道学、宋明理学、明清实学和同时期的先秦诗赋、汉赋、六朝骈文、唐宋诗词、元曲与明清小说并历代史学等一套完整的文化、学术体系。也可以简单地理解为，中华民族的传统文化和学术思想，都可称作国学。

　　"哦，原来这就是国学啊！呵呵，在同学面前我可以小小地炫耀一下了。"心里有点得意。

　　就是在这些浩如烟海的国学经典中，包含着大量的有关中医的论述，如《诗经》《山海经》《周礼》《礼记》《左传》等历史文化典籍，无不记载了当时人们对疾病的认识与诊治情况。

《诗经》中出现了50多种疾病的名称，比如：痊（虚劳）、瘵和瘵（痨病，肺结核）、瞽（目盲）等。《山海经》则记载了38种疾病的名称，如瘕、瘅、瘿、痔等。

此外，《左传》中也记有骨折、远视、发秃、伛偻等疾患；《礼记》中有关于瘖、聋、侏儒等疾病的记载。这些疾病名称的出现，与甲骨文相比，有了明显的进步。

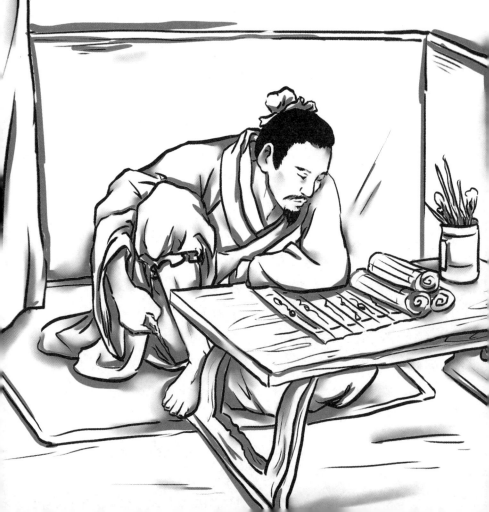

《左传·成公六年》就有"土薄水浅，其恶易觏"的记载，意思是说，当时人们已经认识到不同的水质和居住环境会直接影响人体健康，水质差是导致疾病发生的重要原因。

《周礼·天官》记载："春时有痟首疾，夏时有痒疥疾，秋时有疟寒疾，冬时有嗽上气疾。"表明人们已经开始关注季节、气候的变化与疾病发生的关系，认识到四季都有其多发疾病。

此外，《礼记》《管子》指出精神因素对人体发病有重要意义，载有"百病怒起""忧郁生疾，病困乃死"方面的记述。老子则主张"无为""清净"，认为恬淡寡欲方能"终身不勤（病）"。也就是说不生气，不发怒，开心快乐，精神愉快，才不会生病，保证身体健康。

"哇！那么遥远的时候，我们的祖先对生病的原因就已经有了这样成熟的认识。"接下来更是让我想象不到。

《周礼·天官》记载："以五气、五声、五色视其死生，两之以九窍之变，参之以九藏之动。"医生已经能从病人的气、声音、容貌颜色的变化等方面，来判断病人的生死吉凶，并反复观察病人九窍和脏腑的变化。诊断方法已涉及望、闻、问、切四诊基本内容，依据病人的内外症状分析诊断，为中医诊断学的发展奠定了基础。奴隶社会后期，我国医学就有了这样惊人的进展。

这个时期，在疾病的治疗方面，已经出现了食养、药物治疗、针灸、按摩、洗浴等多种疗法并不断进行推广的状况，并且能够根据病的部位运用不同的治疗方法。

《周礼·天官》中就有关于食疗的记载："食医中士二人，掌合王之六食、六饮、六膳、百羞、百酱、八珍之齐。"在当时有食医一职，其职责是调和食物，注重营养，预防疾病，专为王室服务。食疗已经引起人们的重视，成为一种防病保健的重要方法。食疗，是养生增强体质；药疗，是用药物治疗疾病。我们的祖先充满了智慧的科学思维啊！

针砭（zhēn biān）治病，在新石器时代已经开始出现。针砭，砭是古代用来治病的石针。古人用一些尖利的石块来刺身体的某些部位，或人为地刺破身体使之出血，以减轻疼痛。

由针砭到针灸，是中医的发展进步。针灸由"针"和"灸"构成，是中医富有特色、非常有效的治疗方法。在《黄帝内经》中的《灵枢·九针十二原》所记载的"九针"，包括铍针、镵针、员针、锋针、鍉针、大针、长针、圆利针、毫针等，形状多样。1968年，在河北满城出土的西汉（前113）中山靖王刘胜夫妇墓中发现4枚金针和5枚银针，提供了古代圆利针、毫针、锋针、鍉针的原型。金属医针的应用，标志着针刺疗法的革新和突破，极大地促进了针刺技术的改进和提高。

按摩，又称推拿，也是中医最具特色的一种外治医疗

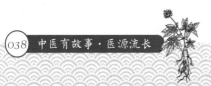

保健方法。早在原始社会时期就已经出现，经过长期的实践积累，逐步作为中医一种治疗方法开始应用。

外治方法还有许多种，据《周礼》记载，西周时期已积累起丰富的疮疡痈肿、刀伤等外伤治疗经验。在当时的医疗制度中，外科已经具备了较为完善的设施和体系，其治疗范围也较广泛，还对外科医生的职责做了规定。

我们聪明的祖先，不仅注重治病，而且更在意防病，久而久之就形成了"治未病"的中医理念和完整的理论体系。被奉为群经之首的《周易》中，有"君子以思患而预防之"的论述，说的就是防患于未然的观念。

《左传》和《周礼》皆有关于"藏冰""变火"的记载。《左传·昭公四年》记载："其藏冰也，深山穷谷，固阴冱寒，于是乎取之……其藏之也周，其用之也遍。则冬无愆阳，夏无伏阴，春无凄风，秋无苦雨。"意思是当藏冰的时候，深山穷谷，凝聚着阴寒之气，就在这里凿取。当把冰取出来的时候，朝廷上有禄位的人，迎宾、用膳、丧事、祭祀，就在这里取用……它的收藏周密，它的使用普遍，那就使得冬天没有过于温暖的阳光，夏天没有阴寒，春天没有凄风，秋天没有苦雨。通过"藏冰"来调节四时气候的变化，可实现"疠疾不降，民不夭札"的目的。

《周礼·天官》又载："春取榆柳之火，夏取枣杏之火，季夏取桑柘之火，秋取柞楢之火，冬取槐檀之火。"说的是，不同的季节取不同的草木燃烧后能够预防瘟疫疾病的发生。我们聪明的祖先，为适应自然环境的变化，通过对周围小环境的改造，即严寒用火以取暖，盛夏用冬天保存下来的冰以降温，用"藏冰"防止夏日中暑，用"变火"免去了冬天的寒冷而不产生疾病，显然是一种积极预防疾病的行为。

这些隐藏在中国传统文化中的中医知识，说明当时的许多医学知识都源于生活，应用于生活。通过人们在生活中的实践，医疗知识逐步丰富并为此后的中医学理论体系的确立奠定基础。

"好，国学太好了！"我激动得拍了一下巴掌。国学中的中医药记载，让我大开眼界。

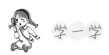

诸子百家

诸子百家，是对先秦时期各学术派别的总称。据《汉书·艺文志》的记载，数得上名字的一共有189家，4324篇著作。其后的《隋书·经籍志》《四库全书总目》等书则记载"诸子百家"实有上千家。但流传较广、影响较大、最为著名的只有十家，即儒家、道家、阴阳家、法家、名家、墨家、纵横家、杂家、农家、小说家。除掉小说家，就称为九流。

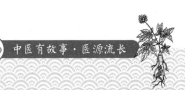

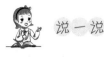 说一说

1. 什么是国学？

2. 古人用什么办法防止中暑？

仪狄造酒

"仪狄造酒？酒是仪狄发明的吗？仪狄造酒我不知道，'酒仙'李白我是知道的，《将进酒》更是我喜爱不已的诗作。"一边想着，我一边迫不及待地看下去。

远在原始社会末期，我们聪明的祖先，就从自然界果实自行发酵的过程中发现了酒。晋人江统在《酒诰》中记载："酒之所兴，肇自上皇……有饭不尽，委余空桑，郁积成味，久蓄气芳，本出于此，不由奇芳。"说明成熟的谷物丢于野外，在特定条件下，可以自行发酵成酒。

早期的酒应当是果酒和米酒。自夏之后，经商周，历秦汉，以至于唐宋，皆是以果实粮食蒸煮，加曲发酵压榨后才出酒的，无论是吴姬压酒劝客尝，还是武松大碗豪饮景阳冈，喝的都是果酒或米酒。随着人类的进一步发展，酿酒工艺也得到了进一步改进，由原来的蒸煮—曲酵—压榨进化为蒸煮—曲酵—馏，最大的突破就是对酒精的提纯。

"我说武松怎么那么能喝呢？原来喝的不是现在的高度酒

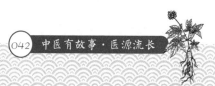

啊！"我有一种恍然大悟的感觉。

人工酿酒发明于何时，目前尚无定论。据文献记载，我国最晚在夏代已经掌握了人工酿酒的技术。《战国策·魏策》记载了"仪狄造酒"的传说："昔者，帝女令仪狄作酒而美，进之禹。"大禹因为治水有功而成为部落联盟首领，但是国事繁重，而十分劳累，压力使他吃不下饭睡不着觉，禹的女儿让服侍禹膳食的仪狄想办法。

有一天，仪狄到深山打猎，希望猎得山珍美味，为大禹做美味的料理，意外发现有一只猴子在吃一摊发酵的汁液。猴子喝了汁液后便醉倒，脸上一副陶醉的模样，这个举动引起了仪狄的注意，他也想尝尝。汁液一下肚，他感到全身热乎乎，经络随之活络开来，他惊呼道："这种汁液让人忘掉烦恼，睡得舒心，神仙圣水啊！"

大禹的病情没见好转，因无心处理国事而心生愧疚，此时洪水泛滥让他更加烦躁不安。仪狄突然想到上次在林中猴子喝的汁液，他上山寻觅让大禹饮用，大禹被这香甜浓郁的味道深深吸引，胃口大开，体力恢复，带着部下出征。

仪狄因为得到大禹肯定，就沉下心来研究制作这种汁液。在精卫、大太极和大龙的帮忙下，终于完成了第一次的造酒。大家争着抢喝第一口，最后一致推举仪狄第一个喝，仪狄在众人目光下喝了一口，他喝了后差点没吐出来，因为这潲水味儿和之前的汁液相去甚远。后来经过数次的改良工艺，他们最终制作出美味好喝所谓的"酒"。

另流传较广的是"杜康造酒"之说。仪狄、杜康都是夏代人。据考古发现，仰韶文化时期，人们已经掌握了酿酒的技术，出土文物中有各类盛水和酒的器具，新石器时代晚期的山东淄博龙山文化遗址，还出土有专用的陶制酒器。商代农业发达，甲骨文记载了多种农作物如禾、麦、黍、稷、稻等，为酿酒提供了丰富的物质基础。由此，商朝谷物酿酒已较为普遍，在上层贵族中饮酒成风。

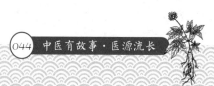

酒不仅能通经活络、令人精神兴奋，还具有麻醉镇痛和消毒杀菌的作用，在中医治疗中酒可用于驱寒散瘀、通血脉、行药势，在古代时普遍将饮酒作为"外感风寒""劳伤筋骨"等病的治疗方法。同时酒又有挥发、溶媒的性能，成为后世常用的溶剂，并用来加工炮制药物，如酒川芎、酒黄芩等，药效会更好。

"不是说喝酒有害健康吗？怎么还有这么多好处呢？"我脑海里蹦出了疑问。

随着中医中药知识的不断丰富，酒的应用范围也在不断扩大，从最初的单纯用酒治病，发展到制造药酒。甲骨文中所载的"鬯其酒"就是一种色美味香的药酒，用于祭祀和医疗，是目前所知关于药酒的最早记载。汉代班固《白虎通义·考黜》释曰："鬯者，以白草之香，郁金合而酿之成为鬯。"此处郁金指一种植物，用之和酒能令其色黄如金，谓之"黄流"。

《说文解字·酉部》说："醫，治病工也。殹，恶姿也。医之性然，得酒而使，从酉。"古代医和醫是两个字，医本是盛放弓弩矢之类的器具。醫是个会意字，从"殹"从"酉"。"殹"是检查病情时叩击病人使病人呻吟的声音。"酉"，形似酒坛，本义为酒，即用以医疗的酒。"治病工"指的是医生，引申为治病。古代医生治疗时，常借助酒力使药物生效，酒在医疗上的应用是中国医学史上的一项重大发明，故《汉书·食货志》尊酒为"百药之长"。

"我好像明白了，喝酒有害，但酒入药治病不仅无害而且有益。学问、学问，学习才能解决疑问啊！"我有种恍然大悟的感觉。

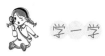 学一学

酒 诰

"酒诰"是《尚书》中的篇章，是中国最早的禁酒令，由西周统治者在推翻商代的统治之后发布。

 说一说

1. 《汉书·食货志》尊酒为什么？
2. 谓之"黄流"的植物是什么？

伊尹汤液

"伊尹汤液？这和仪狄造酒是一回事吧？很有可能是伊尹发明出鲜美好喝的汤液。呵呵，究竟是不是一回事呢？看了不就知道了嘛！"我觉得自己真是聪明啊。

伊尹汤液，即汤剂、水药，是中医治疗用药的主要剂型之一。一般认为汤液始于商代，相传为伊尹发明。《汉书·艺文志》录有"《汤液经法》三十二卷"，称《汤液经》又名《伊尹汤液》。

伊尹是商代初期人，出生在有莘国。一天，一个姑娘到桑林采桑，忽然听到婴儿的啼哭，她循声找去，竟然在一棵空心的桑树里发现了一个娃娃，这就是伊尹。伊尹后来成为成汤妻子陪嫁的奴隶，他善于烹饪，以过人的智慧和胸怀得到了成汤的赏识，后来成为成汤的宰相，助力成汤推翻夏朝建立商朝后，担任商朝的第一任宰相。伊尹是中草药汤液即中草药煎服法的发明者。《史记·殷本纪》中记载："伊尹名阿衡。阿衡欲煎汤而无由，乃为有莘氏膝臣负鼎俎，以滋味说汤，致于王道。"意思是说，伊尹作为有莘氏随嫁的仆人，负责掌管烹饪，向商王成汤阐述饮食之事，并推论到汤王治理国家。

"我就说嘛，肯定是发明了鲜美的汤液，没想到还是皇

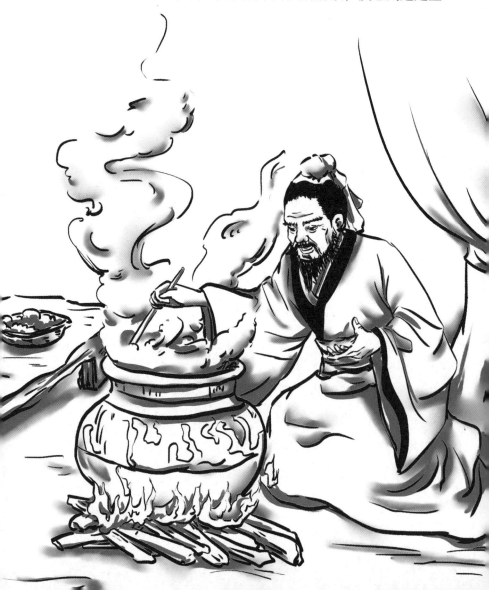

家御厨弄出来的。这也没什么好奇怪的，那可都是特级厨师啊！"真感觉自己好聪明啊，"嘻嘻"。

《吕氏春秋·孝行览》讲述伊尹和汤王的对话中，有"和之美者，阳朴之姜，招摇之桂"的句子。姜、桂既是调味品，也是常用的药物。伊尹擅长烹饪，故极有可能在烹调美食的过程中发明了用于治疗的汤液。

"哦，原来是中药汤液啊！"有点出乎我所料。

"伊尹创制汤液"之论，源于历史传说，皇甫谧《针灸甲乙经》说："伊尹以亚圣之才，撰用《神农本草》，以为汤液。"伊尹继承了前世传下的《神农本草》，对中草药做了深入的研究，发明了汤液。事实上汤液的创制很可能是由早期无数先民在长期采药、用药实践中不断积累和总结进而创制出来的。

在商代以前，人们习惯用一味药即单味药生用，一次服用很多。汤液的出现，使人们由用生药转变为用熟药，由大剂量使用单味药改变为适量的多味药混用，这就更有利于药效的发挥，并且降低了药物的毒副作用，服用起来更加方便。在此基础上，多种药物配合而成的复方药物开始出现，加快了中医药学发展的进程。

"中药汤剂，竟是由此而来。也是经过了漫长的岁月，不断地实践总结才发明出来，还真不是一件很容易的事。"我不觉得自己很聪明了，却也有点不懂装懂。

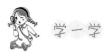
学一学

穿凿附会

　　"穿凿附会"是指把讲不通的或不相干的道理、事情硬扯在一起进行解释。也就是说，若想对某事物有所解释，必会寻找出解释其观点的道理。"穿凿附会"一词出自《容斋续笔·义理之说无穷》。

说一说

　　1. 汤液的发明者是谁？

　　2. 汤液出现的意义是什么？

阴阳五行

"阴阳五行是大学问，这个问题只有虚心求教，即使这样也未必能弄得明白。"我还是很有自知之明的。

阴阳一说，最早出现于《诗经》。《诗经·公刘》记载："既景乃岗，相其阴阳。"是说周族祖先公刘率领部落迁徙时，站在山岗上观测日影，以确定向阳与背阴，观察水流方向时的情景。阴阳最初是指日光的向背，这是最早带有哲理性的原始阴阳思想。简单来说，一个物品对着太阳的一面就叫阳，背着太阳的一面就叫阴。进而引申出光明温暖的是阳，寒冷黑暗的是阴。

阴阳学说进入中医学领域，最早见于《史记·扁鹊仓公列传》中记载扁鹊及虢国太子属官中庶子之言中提到了"阳缓而阴急""闻病之阳，论得其阴，闻病之阴，论得其阳"等语，既有表示属性的"阴阳"，也有表示物质之气的"阴阳"，表明在战国时期阴阳的概念已经用于分析人的生理和病理。

"五行"指"木、火、土、金、水"。最早来自于古人对天象的研究，指"水星、金星、火星、木星、土星"的运动，以后又与地上的"金、木、水、火、土"五种物质认识相结合，逐渐形成了五行生克理论。

　　《尚书》中《甘誓》《洪范》两篇，是最早出现"五行"的历史文献。其中，《洪范》篇记载，武王访问箕子，箕子

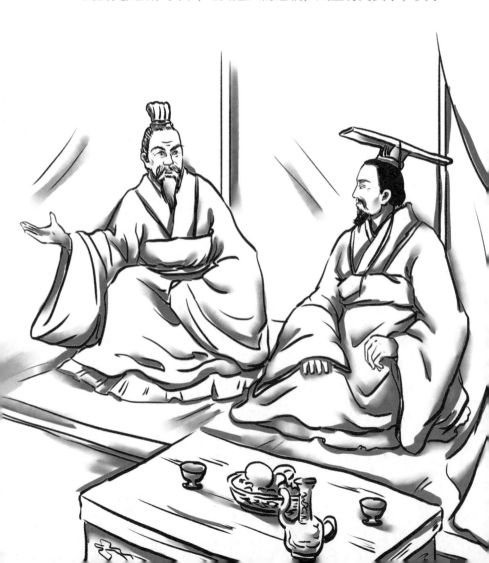

是商王文丁的儿子，询问他如何使人民安居乐业。箕子回答说，鲧用堵塞法治理洪水，搅乱了"五行"，使人民不得安宁。"五行"的顺序是"一曰水，二曰火，三曰木，四曰金，五曰土"。

这个故事发生在商周变易时期，箕子便趁乱逃往箕山（今山西东南部晋城市陵川县棋子山），在箕山过起一段短暂的隐居生活。箕子利用那些天然的黑白两色石子摆卦占方，借以观测天象，参悟星象运行、天地四时、阴阳五行、万物循变之理。武王灭商建周后，求贤若渴的周武王访道太行，在陵川找到了箕子，恳切请教治国的道理。

武王向箕子询问殷商灭亡的原因，箕子不说话，因为他不愿意讲自己故国的坏话。武王也发觉自己失言了，就向他询问怎样顺应天命来治理国家。箕子于是便将夏禹传下的"洪范九畴"陈述给武王听，史称"箕子明夷"。武王听后，十分钦佩，就想请箕子出山治理国事，重用箕子。但箕子早对微子说过："商其沦丧，我罔为臣仆（殷商如果灭亡了，我不会做新王朝的臣仆）。"他不愿做周的顺民，因此不肯再出山，武王无奈而走。

五行与医学的关系，早在春秋时期，《左传·昭公元年》中记载："天有六气，降生五味，发为五色，征为五声，淫生六疾。六气曰阴、阳、风、雨、晦、明也，分为四时，序为五节，过则为灾。阴淫寒疾，阳淫热疾，风淫末疾，雨淫腹疾，晦淫惑疾，明淫心疾。"这段话中的五味、五色、五声、五节即是按五行将味、色、声、节各分为五种以入五行之类，是最早的"六气致病说"。

阴阳五行学说作为一个庞大的观念系统，从阴阳、五行概念各自形成初期到二者融合，再到阴阳五行学说植入于中医学理论体系中，在中医学领域中逐渐发展、完善到成熟，经历了漫长的过程。

"阴阳五行，大学问，不可能一下就明白，我会锲而不舍地去学习研究。"我给自己鼓鼓劲。

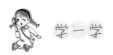

箕子明夷

箕子明夷读音是 jī zǐ míng yí，出自《周易·明夷》。明夷，六十四卦之一，就是光明受到损伤的意思。

箕子明夷指的是箕子接近至昏之君殷纣，无法逃避，只好把自己的一切聪明才智隐藏起来，这样才免去了杀身之祸。殷纣覆灭后，武王访箕子，箕子才再度显现其才智，给武王讲授"洪范九畴"，这好像晚上太阳被地球遮掩，把光明藏起来，等到白天地球不再遮掩太阳，东方再现光明一样，故曰"箕子明夷"。

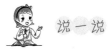 说一说

1. 什么是阴阳？

2. 什么是五行？

汉墓奇书

"汉墓奇书？一定是那墓中藏有尘封已久的、鲜为人知的古籍经典，会不会有神秘功法、失传的武学呢？"我的心中一下就有了神秘感。

20世纪60年代至80年代，在我国湖南、湖北、河北、甘肃等地，相继发掘了西汉、东汉时期的墓葬。在这些汉代墓葬中发现了大量文物，其中包括许多鲜为人知的医药文物，特别是传说中的中医典籍。其中，最具有传奇色彩的就是马王堆汉墓，汉墓中有一位有故事的夫人。

马王堆汉墓位于长沙市芙蓉区马王堆，共有三座墓，分别是西汉初期长沙国丞相轪侯利苍及其妻儿的墓。考古工作者首先发掘了马王堆汉墓一号墓。在长达3个月的挖掘后，墓坑中一副巨大的棺椁终于显现出来。随着外层木椁的顶盖被掀开，木椁中央的木棺则显现出来，木棺四周摆放着大量的随葬品的边箱，其中有漆器、竹简、陶器、木俑等。看着墓坑，也找到了随葬品能够完整保存的秘密。

墓室安放在距离地面近20米深的深坑中，从发掘到看见墓室的棺椁，一共分4层，正是由于层层的密封与保护才能出土保存如此完好的随葬品。

随着墓葬的发掘，墓主人的身份得到证实，她就是西汉长沙国丞相利苍的夫人辛追。相传辛追夫人一生的挚爱是韩信，却被刘邦拆散，辛追夫人最后投靠利苍，成为丞相夫人。当年辛追夫人生下的孩子，成了汉文帝，利苍也因此被封为长沙国丞相，而相传辛追夫人的死因，也与孝

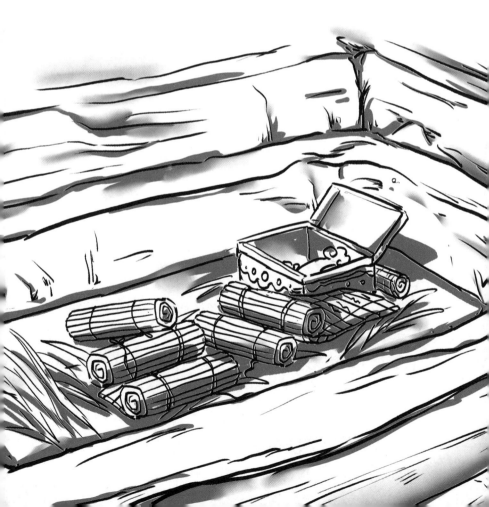

顺的汉文帝有关。

将尸体解剖后，发现辛追夫人肠胃道内有138粒半甜瓜子，发现她有冠心病、动脉粥状硬化、多发性胆结石。按病理推断，辛追夫人可能是吃下汉文帝送来西域进贡的瓜果，胆绞痛发作引发冠心病致死，去世时年约50岁。汉文帝悲恸不已，下令厚葬生母，这才得以解释，为何在男尊女卑的封建社会，辛追夫人的墓葬规格竟超越丞相，与皇室成员不相上下，所隐藏的身世秘密，恐怕难以理清。

当考古人员打开内棺盖，呈现在人们面前的是一具沉睡了两千多年，却显得十分新鲜的女尸。她外形完整无缺，全身柔软而有弹性，在往她体内注射防腐剂时，她的血管还能鼓起来，血管通畅。除眼球突出、舌头外吐等体表变形外，其他特征完全像刚去世的鲜尸，其中出土的素纱衣更是国宝。这是世界上首次发现的历史悠久的湿尸，出土后震惊世界。此后，发现的类似古尸均被考古界归为"马王堆尸型"。

最为令人惊叹的是，马王堆汉墓中出土医学帛书多达11种，包括《足臂十一脉灸经》《阴阳十一脉灸经》甲本、《阴阳十一脉灸经》乙本、《五十二病方》《脉法》《阴阳脉死候》《却谷食气》《导引图》《养生方》《杂疗方》《胎产书》。马王堆还出土了竹木简200支，全部为中医典籍，有《十问》《合阴阳》《杂禁方》《天下至道谈》4种。以上医学帛书和竹木简医书合起来为15种，包含了经脉学说、中

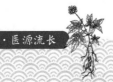

医临床医学和方药学以及养生保健等方面。可以说，这么多的中医奇书面世是前所未有的。

在湖北江陵张家山发掘了三座西汉前期墓葬，出土了约1000枚竹简。在这些竹简文献中，有两部医书，即《脉书》《引书》。涵盖了最早的疾病证候专论，并对后世的病因病机学、诊断学、养生学的发展有一定影响。

在甘肃武威县旱滩坡发掘出一座东汉早期墓葬，墓主人竟然是年近七十的老中医。在出土的《治百病方》中载有较为完整的医方30首，涉及药物100余种。

汉墓中医药文物的出土，在一定程度上反映了秦汉时期的医药学发展水平。扁鹊、淳于意、华佗、张仲景、董奉等众多卓有建树的著名医家，对中医药发展以及完成中医药学理论体系的初步构建，所做出的突出贡献永载史册。

汉墓中的奇书证明了中医药学历史悠久、源远流长，中医药文化在人类历史长河里熠熠生辉，光芒璀璨，经历了千百年的传承才有了浩如烟海、博大精深之说。

"我觉得视野一下开阔了，对中医有了全新的感悟。墓中的主人不会也是中医迷吧？不然，怎么会有那多医书陪伴啊？"好奇，我真的很好奇。

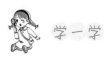

学一学

导引图

导引图是我国现存最早的医疗体操图。图长约100厘米，高约50厘米。在这幅彩色导引图上，描绘了高9~12厘米的44个不同年龄的男女，他们在聚精会神地操练。从他们的动作姿态来看，大致可以分为三类：呼吸运动、四肢及躯干运动，还有持械运动。导引图中所载导引方法，不仅有强身健体、预防疾病的作用，有些方法也具有治疗疾病的作用。

说一说

1. 马王堆汉墓位于何处？
2. 《脉法》出土于何处？

《黄帝内经》

"《黄帝内经》，作为小中医迷我是知道的，也就是仅仅知道而已，这是一部中医理论奠基之作。"我这是听老师说的。

《黄帝内经》简称《内经》，是我国现存中医学文献中较早的著作，是中国医学发展史上影响最大的医学理论性典籍。《黄帝内经》书名，首见于汉代班固的《汉书·艺文志·方技略》。《黄帝内经》分《灵枢》《素问》两部分，是中国最早的医学典籍，传统医学四大经典著作之一。

《黄帝内经》是一本综合性的医书，在黄老道家理论上建立了中医学的"阴阳五行学说""脉象学说""藏象学说""经络学说""病因学说""病机学说""病症""诊法""论治"及"养生学""运气学"等学说，从整体观上来论述医学，呈现了自然、生物、心理、社会"整体医学模式"，其基本素材来源于中国古人对生命现象的长期观察、大量的临床实践以及简单的解剖学知识。

《黄帝内经》奠定了人体生理、病理、诊断以及治疗的认识基础，是中国影响极大的一部医学著作，被称为"医之始祖"。

　　《黄帝内经》以黄帝冠书名，并非指该书为黄帝所撰写，很可能是后人借黄帝之名以提高论著的权威性。正如《淮南子·修务训》所指出的那样，冠以"黄帝"之名，意在溯源崇本，借以说明中国医药文化发祥之早。实非一时之言，亦非一人之手。《黄帝内经》成书时间大致为战国至西汉时期，是一部论文集。

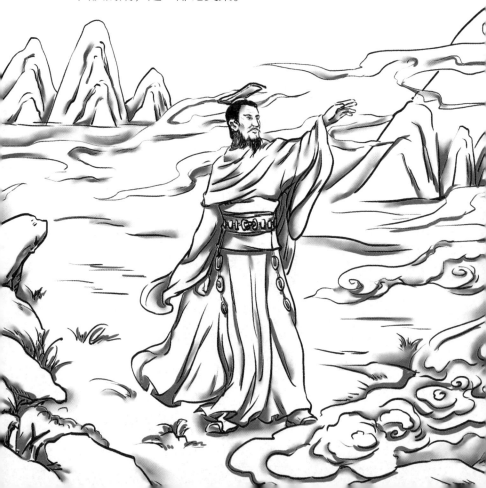

黄帝，炎黄子孙都应知道，他是传说中远古时代华夏民族的共主，五帝之首。黄帝被尊祀为"人文初祖"。 在《山海经》里"黄帝"只是诸帝之一，直到春秋战国时期才被称为一尊。黄帝和炎帝并称华夏民族始祖，华夏部落联盟领袖，我们的血脉祖先。

黄帝以他首先统一华夏民族的丰功伟绩而被载入史册，成为承前启后的中华文明的先祖。他播种百谷草木，大力发展生产，创造文字，始制衣冠，建造舟车，发明指南车，定算数，制音律，创医学，等等。

《黄帝内经》的问世，是中医学的一次飞跃，标志着中医学由经验积累阶段，上升至理论总结阶段，完成了中医学理论体系的初步建构。其中，阴阳五行学说，是阴阳学说和五行学说的合称，属于古代哲学范畴，是古人认识自然和解释自然的世界观和方法论。

《黄帝内经》不仅对中医学的发展产生了重要影响，对世界医学的发展，亦有一定影响。日本及朝鲜等国，曾把《内经》列为医生必读的课本。《内经》还相继被译成日、英、德、法等多种文字传至国外，足见其影响之大。

"面对如此厚重的中医经典，真不敢有丝毫胡言乱语。不管是不是黄帝所写，我作为炎黄子孙，对始祖黄帝是十分的崇敬，对《黄帝内经》要有虔诚的求学之心。"我是这么想的，也会这么去做的。

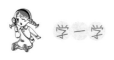

运气学说

运气学说，由五运和六气两部分组成。运，指运行。五运指木、火、土、金、水，是地球以外，太阳系的行星运行规律对气候的影响的五种现象。气，指六气。六气指厥阴风木、少阴君火、少阳相火、太阴湿土、阳明燥金、太阳寒水，是形成气候变化的空气形态因素。故又称五运六气。

运气学说认为自然界有五运六气的变化，人体也有五脏之气和三阴三阳六经之气的运动。同时又认为自然界五运六气的变化，与人体五脏六经之气的运动是内外相通应的，因而自然界的五运六气，可以影响人体五脏六经之气的生理、病理。

说一说

1. 你知道黄帝是谁吗？

2. 《黄帝内经》是一部什么书？

《神农本草经》

　　"《神农本草经》，那一定是神农写的书啦！肯定是神农尝百草后写下的传世之作，这可是经典中的经典、奇书中的奇书哦！嗯，不对啊！神农因尝百草最后中了断肠草之毒就仙逝了，怎么能著书立说呢？这就奇怪啦。怎么回事呢？"用一个词"满腹狐疑"，恰如其分地说明我此刻的心情。

　　《神农本草经》，并不是神农所著，之所以将其冠以"神农"之名，是有历史背景的。在西汉及之前，"世俗之人，多尊古而贱今，故为道者，必托之神农、黄帝而后始能入说"（《淮南子·修务训》）。也就是说，世俗的人多数推崇古代而鄙视当下，所以讨论道的人（思想者们）必须要把自己的行为，托名为神农、黄帝之类的古君名下才能开始进行传播。

　　"哦，原来是借圣人之名啊！名人效应在古时就有啦！"我自以为明白了，可很快就被打脸了。

对于这本书而言，托名"神农"不仅仅是一种托词，而且既有相当长的历史渊源，又有相关的史料为依据。在现存史料记载中，早先是将农耕活动与神农发生联系的，将三皇中的炎帝称为"神农"就是明证，认为他就是最早的农业专家。

东汉著名史学家、文学家班固整理上古的文献，有关"神农"治农内容的资料就有20

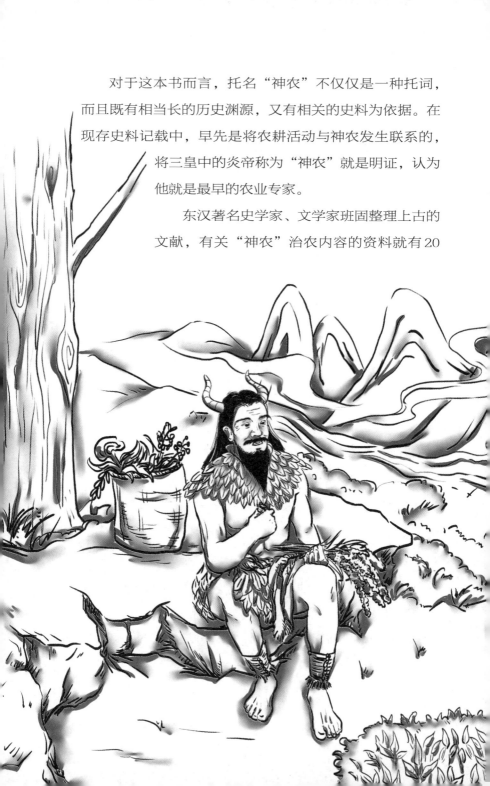

篇之多，在《吕氏春秋》中早已有类似的记载，认为"神农身亲耕，妻亲绩"。班固对此补注曰："古之人民皆食禽兽之肉，至于神农，人民众多，禽兽不足，于是神农因天之时，分地之利，制耒耜，教民农作，神而化之，使民宜之，故谓之神农也。"这里不但将"神农"与古代农事活动联系在一起，还诠释了将炎帝尊为"神农"的理由。因为本草类中药属于古代农事活动乃至现代的大农业范围，这是人所共知之事，这也是古人将本草乃至中药学知识与"神农"挂钩的理由之一。

还有就是人类为了生存，要与饥饿、疾病作斗争，这都与本草无法分开。植物类食物绝大多数都是药、食两用的，古人在将炎帝与农业联系，以及对本草类药物深刻认识的同时，也就自然而然地将药物、本草与其联系一并托付于他。

西汉伟大的史学家、文学家、思想家司马迁将古人对炎帝与医药密切联系的认识作了总结，明确地指出，"神农，以赭鞭（通辨）草本，尝百草，始有医药""神农和药济人"之后，世人便毫无争议地将创始本草、医药的功劳归于神农。人们将传载古代有关药物知识的专著托名神农，便是情理之中的事了。

因神农开创农耕以后，为人类生存提供了可靠、稳定的饮食和药食两用的原料来源，无论是野生还是经过驯化栽培的植物，均是民众用以果腹乃至治病除疾的根本。因而以"本"字冠"草"。可见,"本草"作为药物专著不但由来已久,而且意义深远。

"《神农本草经》之名,是古人对神农的敬仰与推崇,是对他所做出巨大贡献一种高度评价和肯定。什么名人效应?怎么想的呢?这也太浅薄了,简直就是无知。"我感到深深的自责而且无地自容。

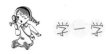
学一学

《神农本草经》

《神农本草经》又名《神农本草》,简称《本草经》或《本经》,是我国现存最早的药学专著。撰人不详,"神农"为托名。原书早遗失,现行本为后人从历代本草书中集辑的。

《神农本草经》是先秦至秦汉药物学的集合作品,载药365种,其中植物药252种,动物药67种,矿物药46种。并将药物按照功效的不同,分为上、中、下三品,是我国药物学最早、最原始的药物分类法。

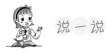 说一说

1. 《神农本草经》为什么托名神农呢?

2. "本草"一词的由来?

《伤寒杂病论》

　　这是一部什么中医古籍呢？我知道《伤寒论》，这是中医四大经典著作之一，这个我必须知道，不然怎么会是"中医迷"呢？《伤寒杂病论》是什么书呢？真的不知道。我晃了晃脑袋，想不出个所以然。

　　《伤寒杂病论》是中国第一部从理论到实践、确立辨证论治法则的医学专著，是中国医学史上影响最大的著作之一，是后世学者研习中医必备的经典著作，受到医学生和临床大夫的广泛重视。这部巨著的作者，就是东汉末年医学家张仲景。他广泛收集医方，写出了传世巨著《伤寒杂病论》。它确立的"辨证论治"原则，是中医临床的基本原则，是中医的灵魂所在。

　　"张仲景，我知道此人，大名鼎鼎的坐堂医啊！原来他不仅仅是位好官，也是能看好病的中医，还是一位大学问家啊！写出这么一部传世巨著。"这对我的冲击力也有点太大了。

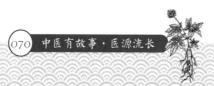

东汉末年是中国历史上一个极为动荡的时代。汉朝统治者内部，出现了外戚与宦官相互争斗残杀的残酷局面，军阀、豪强也为争霸中原而大动干戈。农民起义的烽火更是此起彼伏，一时间战乱遍地。百姓为躲避战乱而相继逃亡，流离失所的人有数百万。

天灾人祸接踵而来。东汉桓帝时大疫三次，灵帝时大疫五次，献帝建安年间疫病流行更甚。成千上万的人被病魔致死，以致造成了十室九空的

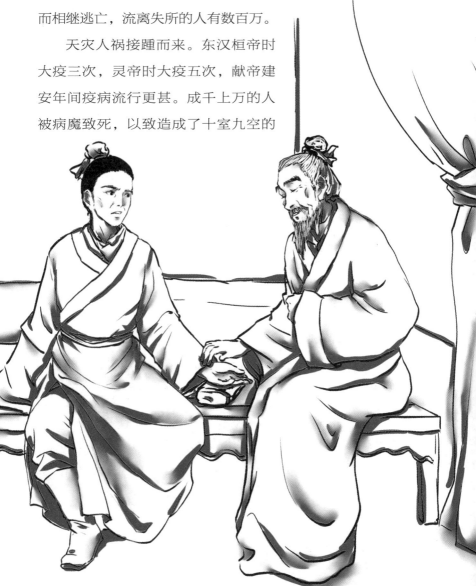

空前劫难。其中尤以东汉灵帝时的公元171年、173年、179年、182年、185年等几次的疾病流行规模最大。河南南阳地区当时也接连发生瘟疫大流行，许多人因此丧生。

张仲景的家族本来是个大族，有200余人。自从建安初年以来，不到十年，有三分之二的人因患疫症而死亡，其中死于伤寒者占十分之七。面对瘟疫的肆虐，张仲景内心十分悲愤。他痛恨统治者的腐败，将百姓推入水深火热之中。对此，张仲景痛下决心，潜心研究伤寒病的诊治，一定要制服伤寒病这个瘟神。

建安年间，他行医游历各地，目睹了各种疫病流行对百姓造成的严重后果，也借此将自己多年对伤寒病的研究付诸实践，进一步丰富了自己的经验，充实和提高了理性认识。经过数十年含辛茹苦的努力，终于写成了一部名为《伤寒杂病论》的不朽之作。这是继《黄帝内经》之后，又一部影响巨大的光辉医学典籍。

《伤寒杂病论》是集秦汉以来医药理论之大成，并广泛应用于医疗实践的专著，是我国医学史上影响最大的古典医著之一，也是我国第一部临床治疗学方面的巨著。这部专著奠定了张仲景在中医史上的重要地位，并且随着时间的推移，这部专著的科学价值越来越显露出来，成为后世从医者必读的重要典籍。张仲景也因对医学的杰出贡献被后人称为"医圣"。

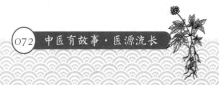

清代医家张志聪说过："不明四书者不可以为儒，不明本论（《伤寒论》）者不可以为医。"后来该书流传到海外，受到国外医学界的推崇，成为研读中医的重要典籍。

用一生的努力去为百姓治好病，用一辈子的执念写下了影响千古的中医经典之作，也许这就是中医精神，薪火相传不灭的中医魂。这才是偶像，这才是天王巨星，这才是我追求的方向。这位苍生大医、当之无愧的"医圣"，令我肃然起敬，也让我懂得了许多许多。

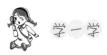 学一学

《伤寒杂病论》

《伤寒杂病论》是中国最早的理论联系实际的临床诊疗专书，作者是张仲景。成书在公元200—210年。中医所说的伤寒，实际上是一切外感病的总称，它包括瘟疫这种传染病。《伤寒杂病论》系统地分析了伤寒的原因、症状、发展阶段和处理方法，创造性地确立了对伤寒病"六经分类"的辨证施治原则，奠定了理、法、方、药的理论基础。

说一说

1. 什么是"坐堂医"呢？

2. 张仲景家族死于伤寒病的有多少人？

王叔和

王叔和，西晋高平人。他学识渊博，为人诚实，做了当时的太医令。在中医学发展史上，他做出了两大重要贡献，一是整理《伤寒论》，一是著述《脉经》。

王叔和所处的年代混乱不堪，经过连年的战争，许多书简（当时还没有发明纸，书都是写在竹简上的）都散落遗失或残缺不全了，即使是几十年前才完成的《伤寒杂病论》也是同样的命运。作为太医令的王叔和（太医令相当于今天的医学院的院长）深知这部医学著作的伟大价值，心中十分不忍，便下定决心使这部旷世奇书恢复其真正的面貌。

王叔和千方百计收集张仲景的手记书稿，到各地寻找《伤寒论》的原本，将收集的资料保存在《脉经》7、8、9卷中，并编辑《张仲景方》15卷。

直到宋代，翰林学士王洙发现了一本已经被虫蛀了的小册子，正是《金匮要略》。从形式上来看，这本小册子是一种摘抄本，内容并不完整。虽然有些遗憾不能得到原本，但终究是一大收获。后来又经过林亿等人校订之后，形成了《伤寒论》与《金匮要略》两本书。

　　"原来《金匮要略》这部中医经典是这么来的啊！其源头还是张仲景的《伤寒杂病论》。'医圣'真是千古一人啊！对后世中医药的发展做出的贡献，要多大就有多大，没法形容了。"我的小心脏又激动地"怦怦"跳起来。

　　虽然内容不完整，但这部分关于杂病的论述，为后世医家处理许多棘手的医学问题提供了极大的帮助，而王叔和对《伤寒论》的整理，使得《伤寒论》能够流传至今，功不可没。

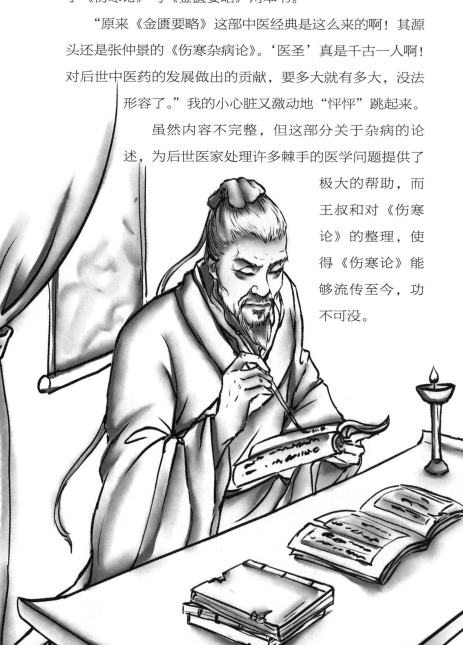

王叔和对中医的发展还有一大贡献，那就是著成了《脉经》，这也是继《难经》之后的一部脉学专著。诊脉是中医学的独特诊断方法，脉象也在诊断中具有非常重要的参考意义。在此书中，王叔和对脉学的描述和阐释深刻而细致，可见他对于脉学的造诣之深。他将脉象分为24种，其中对于每种脉在医生指下的特点，代表病证等，都描述得十分贴切，语言生动准确，非常实用。

除以上有关脉学的成就和整理《伤寒杂病论》之外，王叔和在养生方面还有一些精辟的论述。王氏在养生学上属于医家养生流派，主张从起居饮食方面进行调理，以求得长寿，祛病延年。他提出饮食不可过于杂乱，要适量，这是我国早期对饮食制度养生的最早的较系统的论述。

"王叔和老先生也是很了不起的，那本《脉经》，可以说是一部中医奇书，一定要多多了解他"，我心想。王叔和老先生，在我心中留下了深刻的印象。

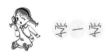 学一学

《金匮要略》

《金匮要略》是中国现存最早的一部诊治杂病的专著，是张仲景创造辨证理论的代表作。古今医家对此书推崇备至，称之为方书之祖、医方之经、治疗杂病

的典范。书名"金匮"，言其重要和珍贵之意，"要略"，言其简明扼要之意，表明本书内容精要，价值珍贵，应当慎重保藏和应用。

 说一说

1. 王叔和当时职务是什么？
2. 《脉经》是一部什么书？

皇甫谧

"这肯定又是一位古代名医，有着不平凡的经历，这名字就不一般。呵呵。最后一个字我都不认识啊！赶紧查字典，谧（mì），我终于知道这个字怎么读了。"去认识一下这位老先生吧！

皇甫谧，西晋著名医家，《针灸甲乙经》就是他的著作。这可是我国第一部针灸学的专著，在针灸学史上具有很高的学术地位。

皇甫谧有如此大的成就，可谁也不会想到，他竟然不是从小就有志向而发奋读书的好少年。也许是因为皇甫谧幼年时父母双亡，便过继给了叔父。他在幼时十分贪玩，到了20岁仍不喜欢读书，甚至有人认为他天生痴傻，叔母十分为他担心。

有一天，皇甫谧摘回了许多野生瓜果给叔母吃，叔母对他说："如果你不好好学习，没有点本事，就算是用上好的酒肉来孝敬我，也是不孝的。今年你已经20岁了，不读书，不上进，我心里就得不到安慰。我只希望你有上好的才学，可你总是不能明白长辈的心意。提高修养，学习知识都是对你自己有益的事，难道还能对我们有什么好处吗？"

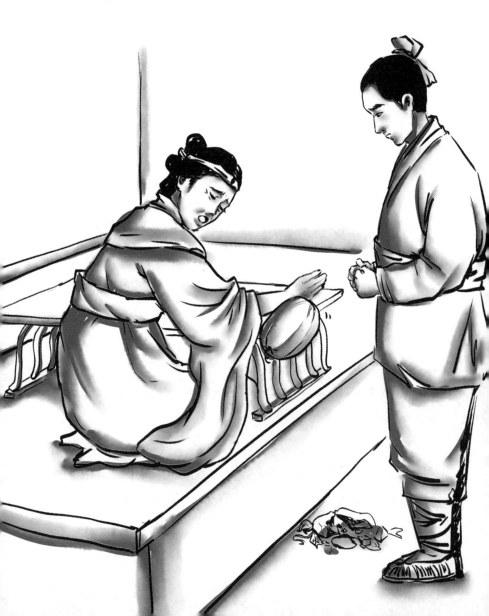

真没想到这位老先生，原来是这样走过20个春秋哦！我有点纳闷，怎会是这样子呢？与我想象得也太不一样啦！急于想弄明白后来怎样。

皇甫谧听了这番话，心中十分不安，顿悟自己原来已经虚度了20年的光阴，实在羞愧难当，便立志努力学习，不敢再有丝毫懈怠。即使是在家中种地时，他也不忘背书，一有空闲时间就捧起书本阅读。自此之后，他对百家之说尽数阅览，学识渊博而沉静少欲，并著有《孔乐》《圣真》等书，在文学方面有很高的成就。

40岁时，他患了风痹病，十分痛苦，在学习上仍是不敢怠慢。有人不解他为何对学习如此沉迷，他说："朝闻道，夕死可矣。"意思是说，如果早上明白了一个道理，就算晚上便死去，也是值得的。晋武帝敬他品格高尚、学识丰富，便请他做官，他不但回绝了，竟然还向皇上借了一车的书来读，也算得上是一桩奇事了！

他抱病期间，自读了大量的医书，尤其对针灸学十分有兴趣。但是随着研究的深入，他发现以前的针灸书籍深奥难懂而又错误百出，十分不便于学习和阅读。于是他通过自身的体会，摸清了人身的脉络与穴位，并结合《灵枢》《素问》和《名堂孔穴针灸治要》等医书，悉心钻研，著述了我国第一部针灸学的著作《针灸甲乙经》。

《针灸甲乙经》除了论述有关脏腑、经络等理论，还记载了全身穴位649个，穴名349个，并对各穴位明确定位，对各穴的主治证、针灸操作方法和禁忌等都做了详细描述，并一一纠正了以前的谬误。《针灸甲乙经》是针灸学发展中的一部重要著作，唐朝太医署在学习针灸学时就是以该书为教材的。后来，此书流传到了日本、朝鲜等国家，在国际上声望也很高。

"真是令人感动啊！不能不说皇甫谧老先生真是了不起。尽管生病的日子那样艰难，他却创造出奇迹，不仅治好了自己的病，还为后世留下了极其宝贵的、具有里程碑意义的传世之作。世上无难事，只要肯登攀。"这又让我有了一番感慨，进一步坚定了我学好文化知识的决心，做一个不怕困难、努力向前的好少年。

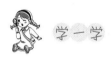 学一学

风 痹

　　因为感受风邪导致气血不流通的状态就是痹症。导致风痹的原因首先是外风、受凉；其次是内风。内风就是脾气躁、肝火旺，肝风内动导致气血疏通不畅，这会使身体出现怕风、游走性疼痛。

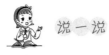

说一说

1. "朝闻道，夕死可矣"是什么意思？

2. 第一部针灸学专著是哪本古籍？

葛　洪

"葛洪，一点印象都没有啊，是一位什么样的历史名人呢?"我感觉自己读书还是少。

东晋时期有一位道教理论家、著名炼丹家和医药学家，被世人称为"小仙翁"的名家，他就是葛洪。

葛洪的一生富有传奇色彩，是一个有故事的人。尽管他出身江南士族，是三国方士葛玄的侄孙，可就在他13岁丧父后，家境越来越贫寒。所以葛洪只能用砍柴去换回纸笔，在劳作之余抄书学习，经常学到深夜。因而乡里人都称他为抱朴之士，他遂以"抱朴子"为号。因为葛洪性格内向不善交往，只喜欢闭门读书。在16岁时拜西晋方士、道书收藏家郑隐为师，他努力学习而深得郑隐器重。郑隐的神仙、遁世思想对葛洪一生影响很大，自此他就有意归隐山林炼丹修道、著书立说。

"葛洪岂不是方士吗? 方士，我还真知道一点，那是在古时候从事炼丹采药之术、作为修炼成仙方法的人啊! 怎

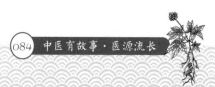

么还会是医学家呢?"我有点不以为然,对葛洪不太感兴趣。

晋永兴元年,葛洪加入吴兴太守顾秘的军队,任都尉一职。他作战很勇敢,立功被封为"伏波将军"。葛洪志不在当官,次年便辞官前往洛阳搜寻炼丹制药之书。但中途

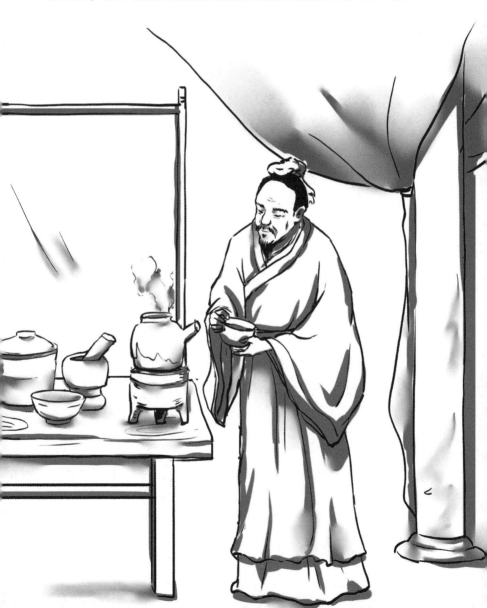

因战事不断无路可走，就流落在中原各地。在此去留两难之际，恰逢他的故友嵇含当时任广州刺史，嵇含上表请葛洪为参军，并担任先遣。葛洪以为可借此机会避乱于南土，遂勉强前往。不料嵇含又被他的仇人郭励杀害，于是葛洪滞留广州多年。

后来，葛洪又拜南海太守鲍靓为师，鲍靓精通谶（chèn）纬之学（汉代流行的神学迷信。"谶"是巫师或方士编辑的一种隐语或预言，作为吉凶的符验或征兆。"纬"指方士化的儒生选编的附会儒家经典的各种著作），能预测未来。鲍靓对葛洪非常器重，还把女儿鲍姑嫁他为妻。鲍姑的名字叫鲍潜光，是我国历史上第一位女灸学家。她医术高明，人称"鲍仙姑"。葛洪有贤妻做助手，刻苦向学，他继承了鲍靓的学问，又兼攻医术，所撰写的文章著作无不透彻精妙，文辞很华美。建兴二年，葛洪返回家乡，隐居深山继续从事《抱朴子》的创作。

"葛洪的妻子医术高明，对葛洪一定有所帮助。不然葛洪怎会继承了岳父的学问，又兼攻医术呢！"我恍然大悟，葛洪与中医密切相关。接下来我就彻底明白了，葛洪为什么被称为医学家。

葛洪的医学著作《肘后备急方》，是一部中医急诊治疗的方药书。书名的意思就是，可以常常备在肘后（带在身边）的应急书，是应当随身常备的实用书籍。这本书中记载了大量救急用的方子，都是他在行医、游历的过程中收

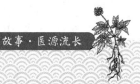

集和筛选出来的。葛洪特地挑选了一些比较容易弄到的药物，即使必须花钱买也便宜，改变了之前的救急药方不易懂、药物难找、价钱昂贵的弊端。我国药学家屠呦呦获得诺贝尔生理学或医学奖的青蒿素发明，就是受到《肘后备急方》的启发。

葛洪尤其强调灸法的使用，他用浅显易懂的语言，清晰明确地注明了各种灸的使用方法，只要弄清灸的分寸，不懂得针灸的人也能使用。

"还真是医学家，而且是有突出贡献的古代医学家，一部《肘后备急方》，在中医发展史上有着重要地位。不简单，很不简单。"我终于明白了，葛洪老先生为什么令后人所称赞。

不得不说一下，葛洪长期从事炼丹试验，在其炼丹实践中，积累了丰富的经验，认识了物质的某些特征及其化学反应。某种意义上说，葛洪是现代化学的先驱。他在《抱朴子·内篇》中的《金丹》和《黄白》篇中，系统地总结了晋以前的炼丹成就，具体地介绍了一些炼丹方法，记载了大量的古代丹经和丹法，勾画了中国古代炼丹的历史梗概，也为我们提供了原始实验化学的珍贵资料，对隋唐炼丹术的发展具有重大影响，是炼丹史上一位承前启后的著名炼丹家。

虽然，炼丹术作为追求长生不老的方术最终走向了失败，却促进了中医外科学的发展。"仙丹"内服有害，外用于疮疡却有独特疗效，如红升丹、白降丹，目前仍是中医外科的常用药品。炼丹术对世界科学发展也做出了贡献，促进了制药化学的发展。中国炼丹术经阿拉伯传到欧洲，成为近代化学的摇篮。英国科学史专家李约瑟说："整个化学的最重要的根源之一，是地地道道从中国传出去的。"所以可以这么说："医药化学源于中国。"

"炼丹，以前想得简单了，就是方士寻求长生不老药瞎折腾，现在看了葛洪老先生炼丹试验经历的介绍，有点认识到历史上的炼丹，还是一门大学问，是具有历史性的贡献。还是要多读书、多了解历史懂得才会多。我，就是特别喜欢读书。怎么有点沾沾自喜呢？这可要不得。"

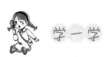 学一学

葛 玄

葛玄，三国著名高道，道教灵宝派祖师。据《抱朴子》记述葛玄以左慈为师，修习道术，接受《太清丹经》《九鼎丹经》《金液丹经》等炼丹经书，后传授给郑隐。相传他曾在江西阁皂山修道，常辟谷服食，擅符咒诸法，奇术甚多。后世道教尊称葛玄为"葛仙公"，又称"太极左仙公"，北宋徽宗时封他为"冲应真人"，南宋理宗时封他为"冲应孚佑真君"。

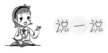

说一说

1. 《肘后备急方》是一部什么书？

2. 葛洪妻子是从事什么职业的？

陶弘景

"熟悉了葛洪老先生，我明白了一个道理，传承中医药文化，就要多去了解古代中医药学家。陶弘景老先生，不用说，又是一位了不起的古代医学家。"越看越让我的视野更加开阔了。

陶弘景是南朝齐、梁时道教学者、炼丹家、医药学家，南朝士族出身。据说他10岁读《神仙传》，就有了养生之志。15岁时他创作了《寻山志》，非常羡慕隐居安逸的生活。20岁时齐高帝推荐他为诸王侍读，而后又被封为左卫殿中将军。到了30岁左右，陶弘景拜道士孙游岳为师，学成后遍游名山，寻访"仙药""真经"。正是因为他走遍名山大川，寻找识别各类药材，使他成为我国本草学发展史早期做出贡献最大的医药学家之一。

本草，是中草药的另一种说法，古人有大量关于中草药的著作以本草命名。而我们在这里要说的就是陶弘景所编写的《本草经集注》。

陶弘景生活的年代，关于本草的著作有10余种版本之多，没有统一的标准。特别是早期古本草书，由于年代久远，其中内容散乱，植物药、矿物药、动物药混合在一起，使临床运用颇为不便。于是，陶弘景担负起"苞综诸经，研括烦省"的重任，

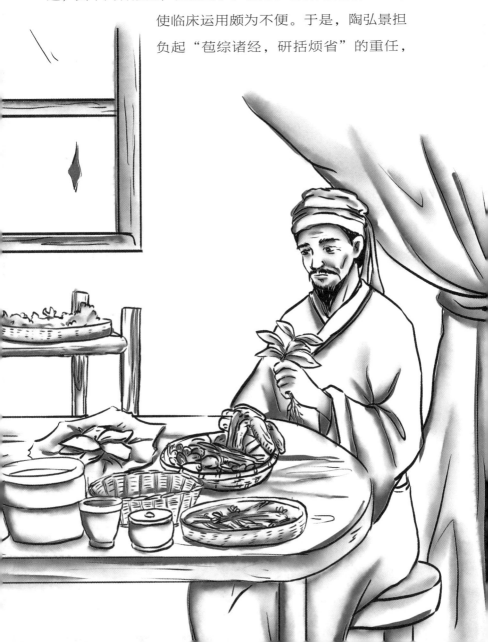

经过认真整理、研究总结，将当时所有的本草著作分别整理成《神农本草经》及《名医别录》，并进而把两者合二为一，还加上个人在这方面的心得体会，著成《本草经集注》。可想而知，这项工作有多么艰巨而繁重。

《本草经集注》中，共收录药物730种，并首创了沿用至今的药物分类方法，以玉石、草木、虫、兽、果、菜、米食分类（原书散失已久，后人在敦煌发现残卷），成为我国本草学发展史上重要的里程碑。他首创按药物的自然属性和治疗属性分类的新方法，把700多种药分为草、木、米食、虫兽、玉石、果菜和有名未用7类，这种分类方法后来成了我国古代药物分类的标准方法，在以后的一千多年间一直被沿用，而且不断加以发展完善。

陶弘景还首创了按治疗性能对药物进行分类的方法。例如，祛风的药物有防风、秦艽、防己、独活等，就归在同一类。这种分类方法便于治疗参考，对医药的发展也起到了促进作用。

陶弘景对化学发展的一个重要的贡献，就是记载了硝酸钾的火焰分析法："先时有人得一种物，其色理与朴硝大同小异，如握盐雪不冰。强烧之，紫青烟起，仍成灰，不停沸如朴硝，云是真硝石也。"所谓"紫青烟起"是钾盐所特有的性质。陶弘景的这一记载，是世界化学史上钾盐鉴定的最早记录。

"我知道了本草，是中药的统称，也是指记载中药的书

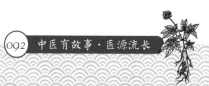

籍。更知道了陶弘景老先生所著《本草经集注》，在中医药发展中所起到的重要作用。"读书才能学到知识，我再一次深有体会。

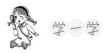

学一学

寻山志

《寻山志》是陶弘景在15岁时所写的一篇骈体文，文章讲求对仗，工整押韵，堪称六朝骈赋的佳作。韵随意转，自然天成，体现出作者驾驭语言的娴熟技巧。在思想上充分体现了作者寄情山水、热爱自然的道家思想。

说一说

1.《本草经集注》的重要价值是什么?

2. 陶弘景为什么整理本草书?

《雷公炮炙论》

　　"雷公？不会是传说中的神仙吧？一声炸雷，雷公来了。紧接着，一道刺眼的闪电，电母出手了。呵呵，肯定不是的。因为传说中的雷公，是写不出《炮炙论》的。这位雷公究竟是哪朝哪代的老先生呢？"好奇，我真的很好奇。

　　雷公的名字叫雷敩（xiào），历史上很有名的，他是南朝宋时著名药物学家。雷氏对药物炮制多有研究，撰写的《雷公炮炙论》三卷，原书已散失无从找寻。其中，大量内容被收入到《证类本草》一书。

　　炮炙是什么呢？炮炙是对中药材以火处理的一类加工方法。也可理解为，为适应医疗的需要，将产地加工后的药材进一步地加工处理。现代称作中药炮制，这是中医药宝贵遗产的组成部分。数千年来，在中华民族防病治病中起了重要作用，保证了中医临床用药安全有效。中国第一部药书《神农本草经》序写："药有毒无毒，阴干暴干，采造时月、生熟、土地所出真伪陈新，并各有法。若有毒宜

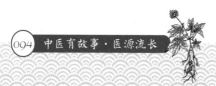

制，可用相畏相杀，不尔合用也。"

"医圣"张仲景也认为，药物须烧、炼、炮、炙，生熟有定，或须皮去肉，或去皮须肉，或须根去茎，或须花须实，依方拣采，治削，极令净洁。后世有关这方面的论述更是繁多，说明中国中药炮制学源远流长，逐步形成了一门独特的制药技术。

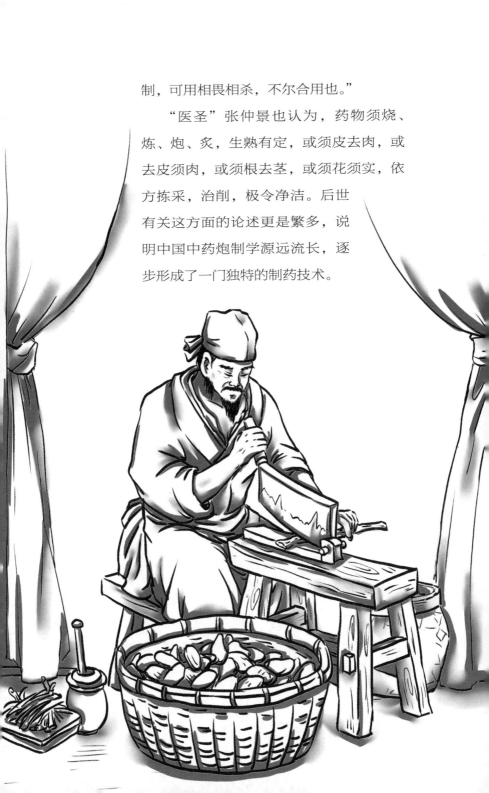

"不学不知道，一学才知道，中药炮制的学问大了去了。治病的中药是这样炼出来的，既安全又有效。要学的知识太多了。"我内心又有了感悟。

《雷公炮炙论》中，药物加工炮制的内容十分丰富，可分为药物加工与药物炮制两大部分。对药物的加工，首先是要去除杂质，除将药材上所带泥土、杂质等去净外，也包括去掉连在药物上的一些非药用部分与有毒部分。如植物药，若根部药用，则当除去茎、叶，若所用为地上部分，则须去根，其余还有去节、去蒂、去皮、去尖、去籽、去瓤等；对动物药，则常见有去头足、去爪肠等。加工的第二步则是要粉碎加工，包括手掰、刀切、用锉子锉、用槌子槌、用刀刮成粉、在臼中舂等多种方法。第三步则须洗净或干燥，洗净包括水洗、醋洗及温药水浴等，干燥则有阴干、风干、日光晒干或曝干等。

《雷公炮炙论》中所述的药物炮制方法，有很多内容是非常科学的，如炮制剧毒药巴豆时，"敲碎，以麻油并酒可煮巴豆子，研膏后用"，经此法炮制，则巴豆所含毒性蛋白质因受热而变性破坏，而其有效成分巴豆油则溶解于麻油当中，使用起来十分方便。又如大黄，要求锉蒸后晒干，这种加热处理可以破坏酶的活性，防止大黄有效成分蒽醌甙被其共存的酶所分解，延长贮存时间。此外，书中还指出一些炮制的禁忌，如蒿类药材"勿令犯火"，可减少其中挥发油成分的挥发；而含有鞣质的药物如芍药、没食子等

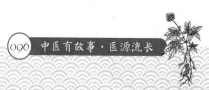

不可用铁器处理。这些经验历经上千年的检验，直至今天仍在应用。

此书，为我国最早的中药炮制学专著，初步奠定了炮制学基础，使中药炮制成为一门学科。

"《雷公炮炙论》，一部传承中医药精华的经典著作；雷公，雷敩老先生对中药炮制的贡献，功在历史，功在千秋。"我由衷地敬佩。

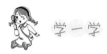 学一学

证类本草

《经史证类备急本草》，简称《证类本草》，宋朝的唐慎微撰。《证类本草》是在掌禹锡的《嘉祐本草》和苏颂的《本草图经》基础上，收集民间验方、各家医药名著以及经史传记、佛书道藏中的有关本草学记载，整理编著而成的。

 说一说

1. 炮炙是什么意思？

2. 第一部炮炙专著是什么？

孙思邈

"孙思邈，我的偶像。虽然，在一些读物中有所了解，只是一些只言片语的介绍。尽管如此，一代'药王'的《大医精诚》，在我心中留下了深刻的记忆。"我迫不及待地读了下去。

孙思邈生于隋文帝开皇元年（581），自己曾说："幼遭风冷，屡造医门，汤药之资，罄尽家产。"意思是，他幼年身患疾病，经常请医生治疗，花费了很多家财。于是，他便立志从医。

孙思邈少年时就特别喜好读书，加上天资聪明，7岁时每天能背诵上千字的文章。《旧唐书》中记载，当时的大臣独孤信，对孙思邈十分器重，称其为"圣童"。18岁时，孙思邈立志研究医学，到了20岁，开始为乡邻治病，"是以亲邻中外有疾厄者，多所济益"。

孙思邈能侃侃而谈老子、庄子的学说，精通佛家典籍。隋文帝盛情邀请孙思邈任国子博士，孙思邈坚决予以拒绝。

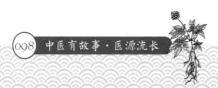

因为，他根本无意仕途功名，认为做高官太过世故，不能一心致力于医学。更重要的原因是，孙思邈目睹民众缺医少药，回顾自己幼遭风冷之疾，屡造医门，为治病而罄尽家产的痛苦经历，于是立志做一名"苍生大医"，毅然放弃仕途。

"放弃功名利禄，只为百姓解除病痛，这是一种人生理想和信念。正是有了这种理想和信念，孙思邈老先生才能成为名扬千古的'药王'，老先生了不起啊！"我为孙思邈

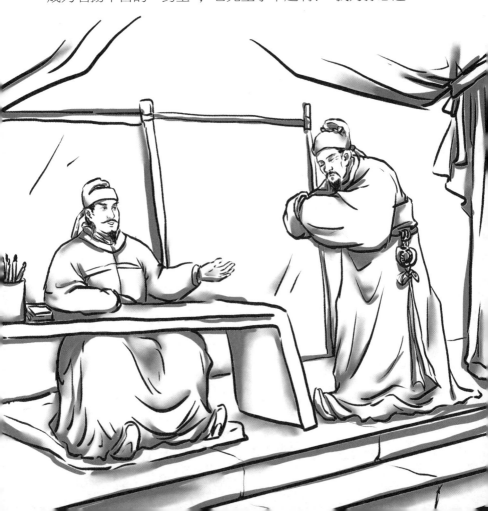

老先生而感到骄傲。

转眼到了隋开皇元年，孙思邈看到朝廷混乱，多有事端，就隐居于太白山中。他一方面下功夫钻研医学著作，一方面亲自采集草药，研究药物学。他认真研读《黄帝内经》《伤寒杂病论》《神农本草经》等古代医书，同时广泛收集民间流传的药方，热心为人治病，积累了许多宝贵的临床经验。他从理论到实践，再由实践经验中提炼出新的医药学研究成果，以毕生精力撰成了医学著作《千金要方》和《千金翼方》。

孙思邈一生勤于著书，晚年隐居于故里京兆华原﹝今陕西省铜川市耀州区五台山（药王山）﹞专心立著，直至白首之年，依旧在研究医药学。唐永淳元年，孙思邈年过百岁与世长辞。临终时他留下遗嘱：要薄葬，不要焚烧那些纸扎的阴间器物，祭祀时不宰杀牲畜。但他"功在生民，则民祀之"。人们为了纪念孙思邈，尊其为"药王"，将他晚年隐居的五台山称为"药王山"。"箫鼓年年拜药王"，已成了孙思邈故乡人民千百年的习俗。

"孙思邈老先生的遗嘱只是简单的交代，却道出了他高尚的精神境界。在那个时代，能有如此情怀，堪称'大医精诚'践行者的典范。"我心中的波澜久久不能平静。

孙思邈医术的高超，可以说是历代医家中的翘楚，对中医药发展的卓越贡献用任何语言赞誉都不为过。"药王"就是人们对他最好、最高的褒奖，最名副其实的评价。他

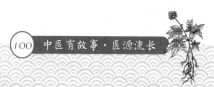

不仅精于内科，而且擅长妇科、儿科、外科、五官科。在中医学上首次主张治疗妇女、儿童疾病要单独设科，并在著作中首先论述妇、儿医学，声明是"崇本之义"。他非常重视妇幼保健，著《妇人方》三卷，《少小婴孺方》二卷，置于《千金要方》之首。在他的影响之下，后代医学工作者普遍重视研究妇、儿科疾病的治疗技术。

《明堂经图》是孙思邈对针灸术研究的一大成果，以针灸术作为药物的辅助疗法。他认为，"良医之道，必先诊脉处方，次即针灸，内外相扶，病必当愈。"积极主张对疾病实行综合治疗。唐高宗四年，他完成了世界上第一部国家药典《唐新本草》。

孙思邈还是炼丹高手，在研究医学的过程中，孙思邈把硫黄、硝石、木炭混合制成粉，用来发火炼丹，这是中国现存文献中最早的关于火药的配方。他在所著《丹经内伏硫黄法》一文中，记述了伏火硫黄的制作方法。

孙思邈一生的成就很多，也可以说是巨大，不能一一表述。但不能不说他的医学巨著《千金方》，这是中国历史上第一部临床医学百科全书，被国外学者推崇为"人类之至宝"。《大医精诚》就是出自孙思邈著作《千金方》的第一篇，是论述医德的一篇极重要文献，广为流传，影响极其深远。

《大医精诚》中，论述了有关医德的两个问题。第一是精，亦即要求医者要有精湛的医术，认为医道是"至精至微之事"，习医之人必须"博极医源，精勤不倦"。第二是诚，亦即要求医者要有高尚的品德修养，孙思邈在《大医精诚》中指出，凡大医治病，必须安神定志，无私心杂念，先发大慈恻隐之心，誓愿普救人们的疾病伤痛。假如遇到患有疮痍、下痢、臭秽不可瞻视或人所恶见的病人，但发惭愧凄怜忧恤之意，不得起一念蒂芥之心。

"孙思邈老先生，为什么能够立志成为苍生大医？为什么能够有大医精诚的情怀？为什么能够不为高官厚禄、名利地位所诱惑？为什么能将为百姓解除病痛作为自己一生的追求……"太多的"为什么"，让我陷入了深深的思考。

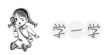 学一学

唐新本草

显庆二年（657），唐高宗诏令检校中书令许敬宗等人会同名医撰写《唐新本草》。第二年，孙思邈被召至长安，住在鄌阳公主旧宅。在编写《唐新本草》过程中，他不仅对陶弘景《本草经集注》《名医别录》作了订正，并增补了百多种自己曾实践有效的药草。图文并茂的一部《唐新本草》撰写完成，这是世界上首部国家药典，共55卷，844种药物。由于孙思邈参编有功，唐高宗亲自召见他，并授予他谏议大夫的职位，但孙思邈坚决推辞不接受做官。

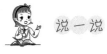

说一说

1. 《大医精诚》是什么文献？

2. 《明堂针灸图》是谁所著？

针灸铜人

"针灸铜人，肯定是古代名医的一大创造，很想知道哦!"只要是与中医有关系的，我都特别地好奇。

宋朝时期，针灸异常盛行。人们有个腰酸腿疼或伤风感冒的，找个针灸大夫扎几针就好了。由于针灸大夫看病全凭自己的经验和感觉，而当时又无统一规范的针灸图谱和模式，一些对经络穴位掌握不准的大夫，在针刺治疗时，难免会出现这样或那样的医疗事故，事故严重时，甚至会导致患者死亡。

当时，针灸大夫王惟一，在太医局任翰林医官、朝散大夫和殿中省尚药奉御。他看到由于针灸专著传抄讹误，庸医们则由此而误人性命，致使老百姓身受其害。王惟一坐不住了，对他的弟子说："我要启奏皇上，要请皇上恩准造两具针灸铜人模型。"

紧接着，王惟一就说出他所要铸的针灸铜人："我想建造一个针灸铜人。首先，这个铜人的身高，要和生活中的

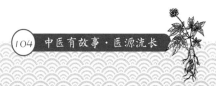

真人男子相仿；第二，这个男人的面部要俊朗非凡，让人看着很亲切；第三，体格要匀称健美；第四，形为正立，两手平伸，掌心向前；第五，铜人被浇铸为前后两部分，利用特制的插头可以将铜人拆卸组合；第六，对三百多个穴位的名称，要按照位置，清清楚楚刻在铜人身上；第七，体腔内的五脏六腑和骨骼，也要和真的一模一样；第

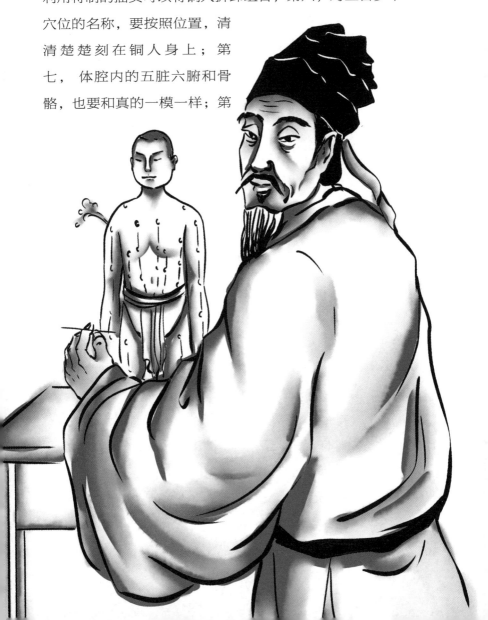

八……"王惟一侃侃而谈，让弟子们大开眼界、激动不已，纷纷赞许老师的大胆设想。

开始，王惟一只想到让学生们在铜人身上练习。而后来，难题出现了，怎么知道穴位扎得准不准呢？突然有一天，王惟一想到了水。假如在铜人的肚子里装进水，把一个个穴位用蜡封起来，扎到穴位上蜡被刺破，水流出来就说明穴位找准了。不出水，说明没有扎到穴位上。他还想到，要使铜人里面的水源源不断，再把铜人做成双层的，而后再分为上下两节，中间缠着腰带，掩盖拼接的缝隙，夹层里注水发髻装个玄机，中间隐藏注水的孔。

"我敢说，在那个年代，王惟一老先生的设计，绝对是奇思妙想、天才创造，挑战不可能。"王惟一老先生真是太有智慧了。

为了成功铸造出针灸铜人，王惟一不知克服了多少困难。他用了三年多的时间，熬过了一千多个日日夜夜，几乎吃住都在铸造工地。王惟一和这些工匠朝夕相处，常常为了一个细节，争得面红耳赤。终于，两座集中了国内顶尖医家和铸造者智慧和心血的针灸铜人鼻祖——宋天圣铜人诞生了。除铸造针灸铜人之外，王惟一还撰写了一部《新铸铜人腧穴针灸图经》共分三卷。针灸铜人铸成之后，百姓都来瞻仰。一座留在医官院用来教学，一座被放在大相国寺里供百姓参观。

宋代以后，我国又陆续制造了许多针灸铜人。这些铜

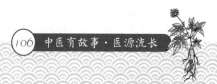

人基本都呈站立状。可惜许多珍贵铜人在战乱中损毁，有的被外国侵略者掠去。如上述的两尊宋代天圣针灸铜人，至今下落不明。

"中医必须要光大，国家一定要强大。中医药振兴，将会在中华民族伟大复兴中谱写出更加灿烂的篇章。"这是老师对我说过的。此时的我，更加明白了其中的道理。

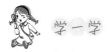
学一学

太医局

太医局是中国古代医事机构名。最早始于北宋淳化三年，该机构是在沿革隋唐太医署之基础上创设的。太医局自创立以来，除北宋元祐期间和南宋乾道期间停办40多年外，整个宋代的大部分时间都独立开展了工作。辽代也设有太医局，但其功能主要是医政管理，与宋代太医局以医学教育功能为主有所区别。

说一说

1. 王惟一用什么办法解决了找准针灸铜人上的穴位问题？
2. 王惟一要造的针灸铜人有什么特点？

唐慎微

　　"唐慎微，一听这个名字就知道这是不平凡的古代名医。慎微，微小之处都谨慎，做医生就要这样才能万无一失看好病。唐慎微老先生，一定是一位高明的医生。"怎么会有点像高人指点迷津呢？我小小得意了一下。

　　唐慎微，北宋著名医药学家。在当时，那可是一位传奇人物，据记载唐慎微治病是百不失一。

　　"还真让俺说中了，还真有高人的潜质哦！嘻嘻。"我又小小地得意一会儿。

　　宇文虚中，两宋时期的大臣、诗人，他的父亲曾患风毒之病，经唐慎微治疗后很快痊愈。但是，这种病不易断根，唐慎微就亲笔写了一封信交给他，并在信封上注明某年某月某日，可以打开此信。到了这个日子，宇文虚中父亲的风毒之病果然再次发作。

　　按唐慎微的嘱咐，患者打开了封存已久的留书，只见上面写着3个方子：第一个方治疗风毒再发作；第二个方

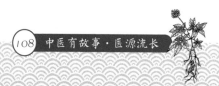

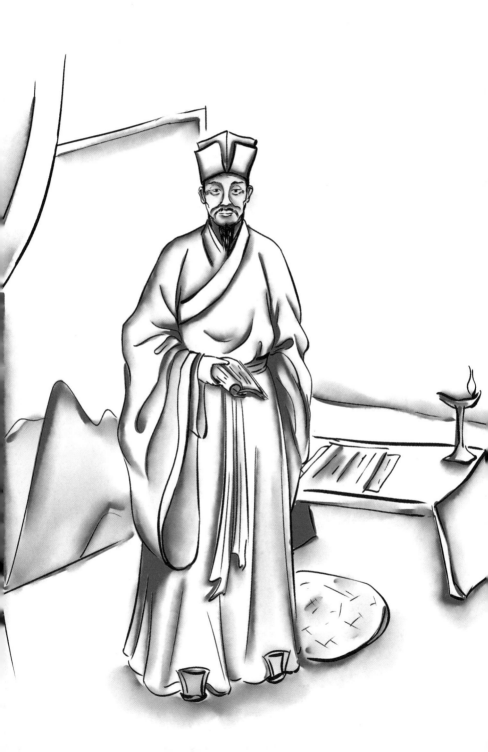

治疗风毒化作的疮疡；第三个方治疗风毒上攻、气促欲作咳嗽。患者按方治疗，半个月就痊愈了。

尽管唐慎微治病如神，但唐慎微平素从不炫耀自己的本事，十分低调、沉默寡言。

他看病时谈证候总是寥寥数语、点到即止，决不哗众取宠。若有人反复提问，唐慎微就会一怒之下不再接茬。就是这样一位地处西南一隅的民间医生，心中却有宏大的志愿，那就是完成本草学（中国传统药学）集大成的工作。

在宋代以前，中国的医药书籍几乎全部靠手抄笔录或者口传心授保存下来。在古时候，一本新的著作问世以后，经历了若干年后，要么流失殆尽，要么经过反复传抄，错误百出。这种状况，自然大大影响医药发展的速度。

直到北宋时期，印刷术盛行，许多医药书籍才得以刻版流传。北宋初开宝年间，由朝廷组织人员编写了《开宝本草》；嘉祐年间，又由朝廷组织儒臣医官分别编写了《嘉祐本草》和《本草图经》两本药书。这两次对本草学的整理，使许多重要的本草学著作得以保存下来。但是，上述两次官修本草时，对古代的医药书籍只是有选择地采录，还有很多药学资料被遗弃了。如果不及时加以收集，这许多手抄的古代药学资料就面临着湮没的厄运。

尽可能去努力，让前人所有的药学知识流传千古，就成了唐慎微的最大心愿。有志者事竟成。唐慎微利用自身的优势，想出了一个绝妙的好办法。这个好办法就是，唐

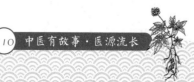

慎微想到了读书人接触的书多，让他们来帮着自己收集资料。为此，唐慎微定下一个规矩，凡是读书人来找唐慎微看病分文不取。但是，要有一个条件，就是希望他们帮助收集名方秘录。这个新奇的办法深得读书人的欢迎。他们在看各种经史百家书时，只要发现一个药名、一条方论，赶紧记录下来告诉唐慎微。就这样，经过长时间的积累，唐慎微终于收集到了大量的医药资料。依靠这些资料，唐慎微对宋以前的药学成就进行了系统的总结，编成了本草史上划时代的巨著《经史证类备急本草》（简称《证类本草》）。

唐慎微，凭借一己之力，终于圆了他的梦想。他以自己的智慧克服了收集资料不易的困难，他用毕生心血凝成的《证类本草》一书，是本草发展的历程中的一座丰碑，中国医药宝库中一颗光辉灿烂的明珠。

《中国科学技术史》称此书"要比 15 世纪和 16 世纪早期欧洲的植物学著作高明得多"。

"说得少，干得多，是唐慎微老先生的一大美德。正是因为老先生的实干，而不去夸夸其谈，完成了不可能完成的医药学巨著。这就是薪火相传的中医之魂。"唐慎微老先生让我又明白了一个道理。

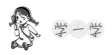

学一学

儒臣，古代泛指读书人出身的或有学问的大臣。

说一说

唐慎微为了编辑《经史证类备急本草》想出了什么好办法？

钱 乙

"钱乙，一看这名字就知道，这是一个不平凡的人。不对，应该说是一位不平凡的老先生。其实我的名字也不错，姥爷就说过，钟一会是一个有出息的孩子。呵呵，现在有出息，将来不就是不平凡嘛!"想起姥爷，我心中就有了一种温暖的感觉。

钱乙，宋代东平人，是我国宋代著名的儿科医家。他父亲钱颢的医术很高明，可偏偏特别爱喝酒，又喜欢到处出游。钱乙3岁时的一天，他父亲出去了就再也没有回来。他的母亲早就去世了，钱乙的姑妈嫁到姓吕的医生家里，因为可怜他是孤儿，就把他收为义子，并且长期教他学习医术，又将他父母亲的事情告诉了他。他哭了一场，请求出门去寻找他的父亲，前后一共往返了八九次，总共花了几年的时间，终于把父亲接回家来，但那离父亲出走已经30年了。乡亲们对此感慨万千，写诗赞颂此事。他对待吕医生就像对待亲生父亲一样。吕医生没有儿子，死后钱乙为他装殓埋葬，并穿孝服为他守丧，街坊邻居都夸赞他是重情重义的人。

钱乙当初先以研究《颅囟方》而成名，专门诊治儿科疾病，因曾经治愈皇亲国戚家中的小儿疾病，一时名声显赫，被授予翰林医学士，

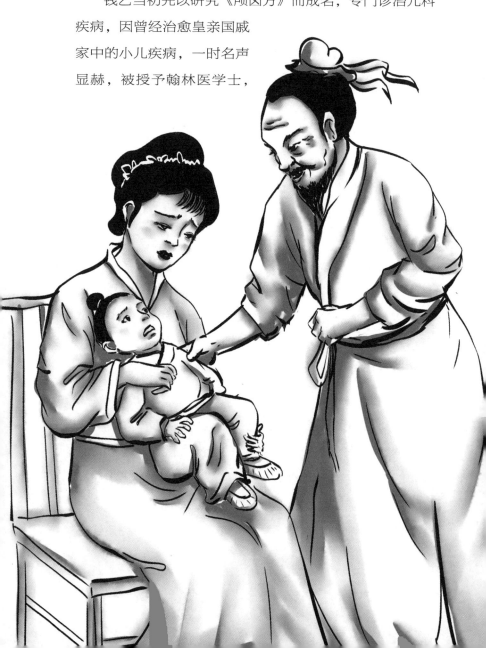

还曾任太医院院丞。在多年行医的过程中，钱乙积累了丰富的临床经验，成为当时著名医家。《四库全书总目提要》称"钱乙幼科冠绝一代"，言不为过。

古代医家称小儿科做哑科，认为治小儿病最难。因为小儿脉微难见，诊察时又多惊啼，靠脉诊难以辨证。这是为什么呢？这是因为小儿骨气未成，形声未正，悲啼喜笑，变态无常，靠望诊了解病情也有困难。小儿不能言语，言语亦未足取信，凭问诊了解病情更难。小儿脏腑柔弱，易虚易实，易寒易热，用药稍有不当就会使病情复杂化。因此，钱乙在行医过程中，也深感到小儿病难治。他说："脉难以消息求，证不可言语取者，襁褓之婴，孩提之童，尤甚焉。"为了攻克这些难关，他花了近40年时间，成为中国医学史上第一个著名儿科专家，为中国小儿科医学专业发展奠定了坚实的基础。

钱乙一生写了很多关于小儿科疾病的著作，有《伤寒指微》五卷，《婴孩论》百篇，《钱氏小儿方》八卷，这些书均已散失不知去处。钱乙专治研究儿科疾病40年，积累了丰富的临床经验，他的学生阎季忠将老师的理论、医案和验方加以整理，编成了《小儿药证直诀》，这是我国现存最早的一部儿科专著，第一次系统地总结了对小儿的辨证施治法，使儿科自此发展成为独立的一门学科。后世的小儿科医生，无不将《小儿药证直诀》视为儿科的经典著作，把钱乙尊称为"儿科之圣""幼科之鼻祖"。

在这里不能不说一下"六味地黄丸"，这一补阴代表方，原名地黄圆（丸），最早就是出现在钱乙的《小儿药证直诀》中。

"小儿科疾病诊治，一定要慎之又慎、细上加细，做一个好儿科医生真的很难啊！看来当不当小儿科医生，还真是要好好想一想。风险有点大，不能不慎重哎！不行，不能这么想，要迎难而上，像钱乙老先生那样不就可以了嘛！不想当名医，绝不会成为好医生。"想到这，我突然觉得自己很好笑，还没会走就想会跑了，真是太着急。

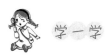 学一学

《颅囟经》

《颅囟经》系儿科著作。因小儿初生颅囟未合，证治各别，故以此名书，不知撰书人是谁。一般认为，这本书是唐末宋初人假借师巫的名字写的作品，明代以后遗失。

 说一说

1. "儿科之圣"指的是谁？

2. 古代称小儿科为什么？

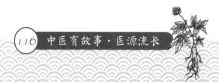

名医进士

　　"'名医进士'？既是济世的名医，又是中举的进士。这是谁呢？不简单啊不简单。"我心中立刻涌出一种冲动，赶紧去认识一下这位"名医进士"。

　　南宋时期，有一位"名医进士"，他就是许叔微，他幼年时家境贫寒。那一年，在江苏省的仪征地区，也就是许叔微的家乡，正面临着瘟疫流行的威胁，很多人都得了瘟疫。许叔微的父亲，也患瘟疫很多天了，病情非常严重，请了好多医生治疗都没效果，已经到了病危的境地了。父亲临终前，把头转向许叔微说："你长大了一定要好好读书，读好书，做好人。"这个时候许叔微还不明白父亲话的意思，就努力地往心里记，就在当天夜里许叔微失去了父亲。

　　自此，家里只留下许叔微和母亲艰难度日。失去父亲后不久，有一天许叔微听到厨房有人倒地的声音，过去一看母亲倒在地上。根据《普济本事方》记载："忽一日气厥，牙噤涎潮。"原来是他母亲过度悲伤和辛劳，突然昏倒在地上，这下可把许叔微吓坏了，赶快跑出去找医生，医生来了一看说是中风，要用泻法把积滞给泻出去。于是，开了一个"大通圆"。许叔微母亲吃完马上就泻，泻完精神开始涣散了，许叔微慌忙跑去再请医生，医生说什么也不来了。就在当天许叔微的母亲去世了，许叔微当时只有11岁，他后来写道："百日之间，并失怙恃，至今饮恨。"是说，一百天的时间里，失去了父母双亲，直到现在依旧痛心。

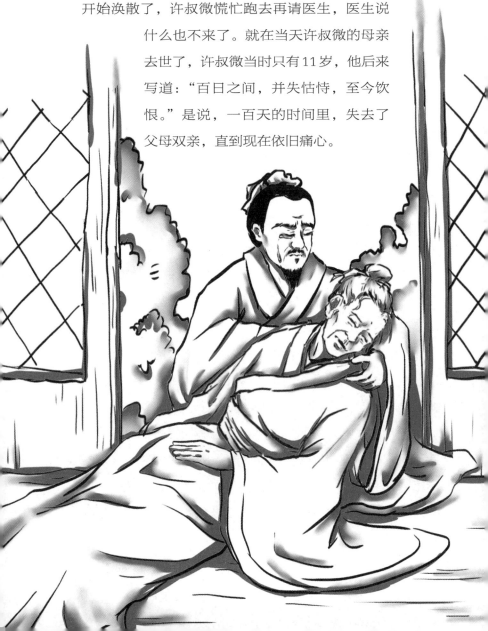

许叔微在葬了母亲之后非常沉默，异常悲痛的他立下两个誓愿：一个是，开始攻读医书。病痛把他父母的性命夺走了，在他心中留下无限的伤痛。在那时，还有很多人的性命都被瘟疫夺走了。许叔微因为父母的病逝，为了挽救更多生命，开始攻读医学，走上了从医的道路。另一个是，一辈子免费看病，不收老百姓的钱，拯救病痛中的人，父母的生命没法挽救了，但是别人的生命是可以挽救的。许叔微愿意为老百姓付出一切，而不计较个人利益，这是非常难能可贵的。

11岁的孩子，父母在100天内相继病逝，这对许叔微是多么沉重的打击，忽然成为孤儿的他，却立下了远大的志向。他有能力解决好生活中的各种困境吗？在巨大的生存压力下，他还有心情和余力去好好读书吗？

"是啊！做到是肯定做到了，不然许叔微老先生怎么会成为一代名医呢？但是，他是怎么做到的呢？"种种疑问在我的脑海中冒了出来。

据历史学家考证，许叔微从未拜哪位高人为师，学习中医。那么，这样一个三餐不继的乡野孤儿，怎么会突然有一天成了一位治病高手呢？他自学成才的秘诀究竟是什么？

秘诀就是《伤寒杂病论》，这是东汉张仲景写的中医经典中的经典，中医四大经典之一。

《伤寒杂病论》中有200多个方子，理法方药严谨，这本书就奠定了中医临床的基础，它是一本划时代的巨著，在世界医学史上都有非常高的地位。

许叔微精研伤寒杂病证，活学活用，著有《伤寒百证歌》《伤寒发微论》《伤寒九十论》等医书，他认为：肾很重要，重视脾胃肾的关系，并提出补脾"常须暖补肾气"。南宋建炎元年，真州疾疫大作，许叔微上门为百姓诊治，十有八九都被许叔微治好了。宋绍兴二年，许叔微中进士，历任徽州、杭州府学教授及翰林学士，人称许学士。因不满高宗苟安江南及秦桧陷害忠良，许叔微退隐乡里、行医济人，抗金名将韩世忠就是他的密友和长期患者，两人交往密切。

"'世上无难事，只要肯登攀''书山有路勤为径，学海无涯苦作舟'，秘诀就在这里啊！"令人敬佩不已的许叔微老先生为我上了生动的一课。

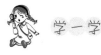 学一学

《伤寒九十论》

　　《伤寒九十论》是治疗伤寒的医案集，全书不分卷次，共90论，载临床治疗病案90例，记述了许叔微运用张仲景医方的成功经验，是后世医家研究运用经方的重要参考资料。

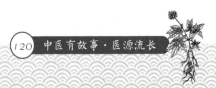

说一说

1. "名医进士"指的是谁？

2. 许叔微幼年立下的两大誓愿是什么？

《洗冤集录》

　　"《洗冤集录》，这我还真知道哎！有一部电视剧，剧名是《大宋提刑官》，里面的主人公宋慈是南宋的一个名臣，可以和狄仁杰相比较。我老爸告诉我，这个提刑官是很牛的，写了一部世界有名的书《洗冤集录》。"但是，《洗冤集录》中的内容，写的是什么就不太清楚了。我有一种很急切的心情，去了解《洗冤集录》。

　　宋孝宗淳熙十三年，宋慈生于福建建阳县童游里。宋慈的父亲为他起名为"慈"，就是期望他将来成为一个恩德慈及百姓，贤名垂于青史的父母官。这样的家教，或者说家族理想的力量是不可忽略的。

　　宋慈与理学大师朱熹同居建阳，出生在一个朝廷官吏家庭，父亲曾做过广州节度推官。宋慈少年拜师于同乡吴稚门下，吴稚是朱熹的弟子，宋慈有了机会与当时有名的学者交往。宋慈20岁进太学，当时主持太学的真德秀是著名的理学家，真德秀发现宋慈的文章出自内心，流露真感情，因此对他十分器重。宋慈早年的师友，对于他学业的进步与后来的思想都有相当的影响。

宋慈是世界公认法医学鼻祖，他所撰写的《洗冤集录》是目前已知最早的一本法医学著作，比西方早了3个多世纪。

宋慈在他的一生中担任过4次提点刑狱公事，也就是大家所说的提刑官。在他第四次担任提刑官期间，完成了《洗冤集录》。这本书他写了3年之久，可以说是他的心血之作。

为了写好《洗冤集录》，宋慈参考了诸如《内恕录》《折狱龟鉴》在内的多家的狱案文籍。毫不夸张地说，宋慈为中国乃至于世界的刑侦学做出了非常伟大的贡献。要知道古人写史书的时候会为某些人作传，来记录其生平事迹。可是，《宋史》里没有宋慈的传记。《宋史》是元朝修的，而《洗冤集录》真正流行于全国也是在元朝。而且，还影响了元朝的一些法律制度。可以说，宋慈在元代影响是非常大的。但是，这样一位伟大的医学巨匠，世界公认的法医学鼻祖，竟然没有在史记中留下人物传记，不能不说是一种遗憾。

"宋慈没有留下人物传记，可留下了历史抹不去的辉煌业绩。宋慈老先生，压根就没有图名图利的想法，他是无私奉献啊！"此时，我对人生观、价值观有了新的感悟。

我们现在看到的《宋慈传》是清末学者陆心源根据宋慈的墓志铭和一些其他宋史资料编写的。宋慈著《洗冤集录》，是因为宋朝官员并没有岗前培训，所以很多官员正式上任后，一遇到刑案往往会手足无措，只能听从仵作的意见。如果仵作欺骗官员，就会有冤假错案发生。《洗冤集录》，是宋慈给其他官员写的办案指导书。

《洗冤集录》是中国也是世界上已知的最早的法医学专

著，比西方人写的同类著作要早350多年。《洗冤集录》问世后，它成为古代官府办理刑事案件的最重要的一本指南。在刑讼实践中，《洗冤集录》的内容非常丰富，记述了人体解剖、检验尸体、勘查现场、鉴定死伤原因、自杀或谋杀的各种现象、各种毒物和急救、解毒方法等十分广泛。其中，区别自杀与假自杀、自残与被伤害、烧死与死后焚尸的方法，有的至今还有所应用。《洗冤集录》里还记载了一些用昆虫破案的方法，他还是法医昆虫学的鼻祖，西方最早利用昆虫破案的人，比宋慈晚了600年。

宋慈平反冤案无数，他认为"狱事莫重于大辟，大辟莫重于初情，初情莫重于检验"（《洗冤集录》序），坚持"审之又审"，重视现场勘验。宋慈还把当时居于世界领先地位的中医药学应用于刑狱检验，并对先秦以来历代官府刑狱检验的实际经验，进行全面总结，使之条理化、系统化、理论化。因而，《洗冤集录》一经问世，就成为当时和后世刑狱官员的必备之书，几乎被奉为"金科玉律"，其权威性甚至超过封建朝廷颁布的有关法律。

750多年来，《洗冤集录》先后被译成朝、日、法、英、荷、德、俄等多种文字。直到目前，许多国家仍在研究它。其影响非常深远，在中外医药学史、法医学史、科技史上留下光辉的一页。

"了不起，宋慈老先生。厉害了，我的古代先人。"我心中自豪感油然而生。

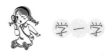

学一学

滴血验亲法

　　《洗冤集录》中记载的滴血验亲法，较国外有关方面的记载要早得多。宋慈认为子女的血如滴在父母的骸骨上，则血能入骨，若不是亲生，则血不入骨。这说明当时已经注意到父母血型对子女血型的影响了。现在，一些法医仍然认为这种滴血验亲法是现代亲子鉴定血清学的先声。

说一说

1. 《洗冤集录》是一部什么书？

2. 宋慈少年师从于谁的门下？

《妇人大全良方》

"《妇人大全良方》？字面上的意思，是不是可以理解为治疗妇科疾病的好方子呢？应该是吧？"想是这么想，又有点不太确定，也很想证明自己说对了，我是不是有点患得患失呢？

宋金元时期，妇产科已逐渐形成一门独立的临床学科，宋代太医局开始设有产科，并有了专设教授。《妇人大全良方》是我国现存最早一部系统论述妇产科学的专著。

"哦！我说对了。"我暗暗窃喜，精神大振。

《妇人大全良方》这部书的作者，就是当时大名鼎鼎的南宋医学家陈自明。他祖上三代行医，颇有名气，至陈自明时，他不满足于学习前人的一方一药，他更重视理论研究。陈自明在南宋嘉熙年间，被聘为建康府（今南京）明道书院的医学教授，以妇科和外科著称于世。他认为妇科病最为难治，尤其产科诸证多有危险。因为历代传留下来的妇科理论在各类书籍中论述过于简略，没有形成系统完整的理论和治疗的论述与记载。于是，他就不辞劳苦，走遍了各地去收集各医家的长处，再加上家传验方，终于编成《妇人大全良方》24卷。一部较为详备的妇科诊治方法

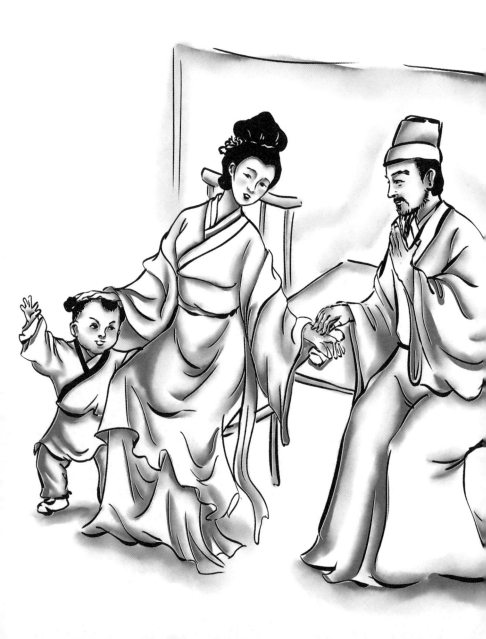

的著作就此诞生了。

陈自明在《妇人大全良方》中着重论述了重视气血，详论妇科病因病机，提出了"男子调其气，女子调其血"，对指导妇科疾病的诊治有重要意义。全书分为调经、众疾、求嗣、胎教、妊娠、坐月、产难及产后8门，每门分列若干病证，以病分论，分述病因、证论、方药，并附部分医案。

陈自明对妇女的生理特点，妇科疾病的病因、病机以及治疗均进行了总结，可见其学术思想的概况。他在强调妇女月经的先天来源，突出冲任、天癸与月经的关系的同时，亦不忽视后天脾胃运化的水谷精微在月经产生方面的重要作用。此外，他还将妇女的生理发育和病理变化分为三个类别，即室女、已婚和七七天癸尽之后，即青春未婚期、已婚期、绝经期三个阶段，来归纳分析不同的病证。

《妇人大全良方》书中的内容非常实用，汇集了《伤寒论》《诸病源候论》等40余种有关医籍中的妇产科医学理论与临证经验，并结合他家传秘方及其临证经验，使《妇人大全良方》成为一部全面、系统论述中医妇产科学的专著。

陈自明总结了宋代以前妇科学的研究成果，并结合自己的临床实践，阐发了妇科疾病的病因病机，颇具特色，对后世妇科学的发展很有影响。

"这还真是一部好书哎！我要好好研究一下。尽管家里家外的人都管我叫'假小子'，可人家毕竟还是小女孩，总有一天也会……"

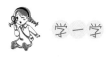

学一学

室　女

　　室女，指未婚女子。出自宋代齐仲甫《女科百问》第十三问。

说一说

　　1.《妇人大全良方》是一部什么著作？

　　2. 陈自明是哪个朝代的名医？

相火论

"'相火论'？是什么理论呢？相火，又是什么火啊？这有点太深奥了。"实在是懵懂又好奇。

朱震亨，元代浙江义乌人。因世居丹溪，因而后世学者都尊称他为"丹溪翁"，也有人称他为"丹溪先生"。

"丹溪先生，有点熟悉啊？我知道了，半路出家的大名医。呵呵，'半路出家'的故事我都能讲出来。""半路出家"都能成为大名医，实在是我的偶像。

朱丹溪，是著名理学家许谦的高徒，在当地那可是有名的鸿儒，他是从40岁才开始弃儒从医的。他曾用中药名写成一篇药名文来讲述纯洁的爱情。

文中写道："牡丹亭边，常山红娘子；貌若天仙，巧遇牵牛郎于芍药亭畔，就牡丹花下一见钟情，托金银花牵线，白头翁为媒，路路通顺，择八月兰开日成婚，设芙蓉帐；结并蒂莲，合欢之久，成大腹皮矣，生大力子，有远志，持大戟，平木贼，诛草寇，破刘寄奴，有十大功劳，当归期，封大将军之职。"巧用药名，128字、22味中药，写出两代人的故事，可见其功力深厚。据说，戏曲家汤显祖就是受了此文的影响，写成了名剧《牡丹亭》。

"哎呀，这才华也没谁了吧？不仅是大名医，还是大文豪。古代名医，怎么一个比一个厉害啊！"

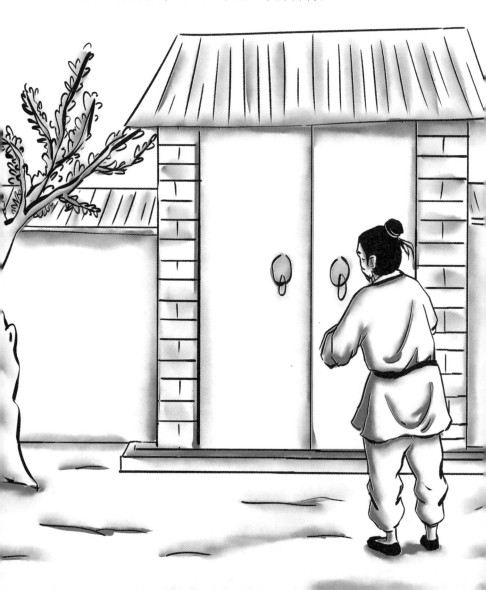

朱震亨幼年丧父，与母亲相依为命，但他的母亲患了脾病，十分严重。朱震亨靠着自学《素问》，为母亲治好了脾病。后来，因为他的老师许谦久病不愈，再加上他几次乡试都没有考中，遂弃儒习医。朱震亨走遍江浙，终于遇到了太无先生——罗知悌。罗知悌在当时名气很大，是宋末元初医学家，得刘完素门人荆山浮屠之再传，旁通张从正、李杲之说，善词章，工书法，精通天文、地理，非常有学问。

朱震亨渴望跟罗知悌学习，可惜罗知悌不理睬他。朱震亨铁了心要拜心中的偶像为师，于是模仿程门立雪，在罗家门口苦等了三个月之久。终于，他用自己的真诚感动了罗知悌，罗知悌接受了这位晚学的弟子。在不到两年的时间内，朱震亨尽得其真传而归，并医好了自己老师的疾病。数年之间，朱震亨医名广为传播，四方求医的人络绎不绝。

"阳有余阴不足"，本是宋明理学的恒言。朱震亨却能从理学的观点出发，结合《黄帝内经》的论述，运用"天人相应"的理论，通过对天地、日月以及人体生命过程阴阳状态的分析，创立"相火论"，以此作为滋阴降火的理论依据，创造性地阐明了相火的常变规律。他认为，相火有"生生不息"功能，"人非此火不能有生"，而相火妄动，即属邪火，能煎熬真阴，从而得出"阳常有余，阴常不足"的结论。治疗上倡导"滋阴降火"，被后世称为"滋阴派"。

他的代表著作有《格致余论》《金匮钩玄》《本草衍义

补遗》等。流传的《丹溪心法》《金匮钩玄》等著作，或是朱震亨的弟子将其医论及临床经验整理纂集而成，或为伪托之作。

　　"朱震亨老先生，半路出家还能成为名医，这是为什么呢？那是因为老先生，有深厚的文化基础，有文化才能学好中医。"一直没有解开的疑问，瞬间让我明白了。

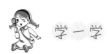 学一学

相　火

　　一般认为，相火的根源发之命门，而寄于肝、胆、肾、三焦等脏腑内。简而言之，相火就是寄居在肝、胆、肾、三焦内的火。

 说一说

1. 丹溪先生是谁的称谓？
2. "半路出家"的故事你知道吗？

朱橚

　　"朱橚？这是哪一位古代老先生啊？'橚'？这个字也不认识啊！不认识这书怎么看啊？"我赶忙查了一下字典。"哦！原来这个字'橚'读作 sù，草木的意思。呵呵，朱橚老先生的名字，还是蛮有趣的哦！"心中一乐，就感觉挺喜欢这位老先生了。

　　朱橚，明朝皇家子弟，明代第一任周王，明太祖朱元璋的第五个儿子，他还是医学家。

　　"原来是王爷哎！这么大来头，还是医学家，一个有故事的王爷，那就更有趣了。"我的心情不能用好奇形容，而是有点惊奇啦！

　　青年时期的朱橚对中医药很有兴趣，认为中医药可以救死扶伤，还能延年益寿。他曾组织一些学者编撰了《保生余录》方书两卷，随后着手方剂学巨著《普济方》的编著工作。

　　明洪武二十三年（1595），朱橚被流放到云南。在这期间，他对民间的疾苦有了更深的了解，百姓因环境艰苦得病的人很多，缺医少药的情况非常严重。于是，他组织府中的良医李恒等人，编写了方便实用的《袖珍方》一书。《袖珍方》被当时老百姓誉为方便实用且有家传应效的典籍，都说能用上便宜又好的药物多亏了朱橚。在当时的社会，对于一些穷

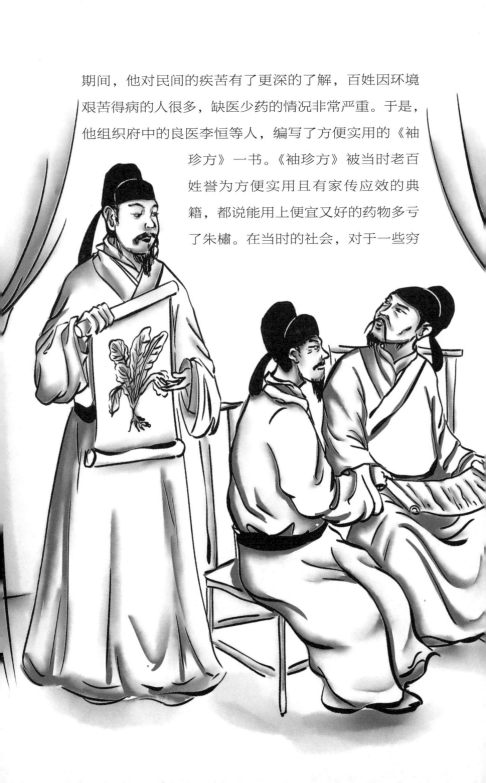

苦看不起病的老百姓来说，这本宝典可谓是救命书。一般的疾病，只要依照书上的方剂去采药基本可以治好。

元代时期，民族压迫严重，一直到明初战乱刚停时，人民尚未得到休养生息，百姓生活疾苦难言，经常是吃糠咽菜度日。当时的老百姓，在长期食用野生植物的过程中，积累了不少可以辨别食用植物的经验，急待加以总结和整理。另外，中国自古药食同源，本草学的发展也为野生植物的认识和利用，提供了不少有用的资料和方法。朱橚和他的同伴们，正是以这些知识为基础进行《救荒本草》的编著。

洪武二十四年年底，朱橚回到了开封。他深知编著方书和救荒著作对于民众的重要意义和迫切性。他就利用自己特有身份，在开封组织了一批在当时学有专长、有影响的学者，作为研究工作的骨干。同时，还召集了一些技法高明的画工和其他方面的辅助人员，组成一个集体去大量收集各种图书资料，为"开封周邸图书甲他藩"打下了坚实基础。又设立了专门的植物园，种植从民间调查得知的各种野生可食植物，进行观察实验。

不难看出，朱橚是一个科研工作出色的领导者和参加者。尽管他在建文初年，再一次被流放到云南，但他从未间断有关方剂学和救荒植物的研究工作。

永乐四年，朱橚的《救荒本草》一书出版了。《救荒本草》不仅在救荒方面起了巨大的作用，而且他开创的野生食用植物研究，在国内外产生了深远的影响。《救荒本草》选择可供灾荒时食用的植物414种，记述这些植物的名称、产地、形态、加工烹饪的方法等，并绘成图谱便于辨认。这部书在明代翻刻了数次，不少学者纷纷仿效，形成了研究野生可食植物的流派。

明代本草学家李时珍认为，《救荒本草》"颇详明可据"。在李时珍著作《本草纲目》中，不仅引用了其中的材料，而且还吸收了它描述植物的先进方法。明代徐光启编撰的《农政全书》将《救荒本草》全文收载。清代重要类书《古今图书集成》中"草木典"的许多图文也引自《救荒本草》。尤其值得注意的是，清代吴其浚在撰写《植物名实图考》这部重要的植物学著作时，不但效法朱橚通过实际调查和收集实物的方法来取得第一手资料，而且直接引用了《救荒本草》中的大量图文。

从这些事实看，朱橚的著作对中国明清时代的学术界，确实产生了巨大的影响。

"一个王爷，能够为了老百姓的疾苦，不畏艰辛用一生去努力，朱橚老先生，实在是太难能可贵了啊！"此时，朱橚老先生在我心里，已经不再是高高在上的王爷，而是一位令人尊敬的古代贤人。

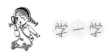

《袖珍方》

医方著作，又名《袖珍方大全》，撰于1391年。本书是在明宗室朱橚（周定王）主持下，由李恒等人根据朱橚所编的《保生余录》《普济方》等书，选录其中经验有效之方编纂而成。

全书分为风、寒、暑等81门，涉及内、外、妇、儿等各科疾病，选方3077首。每病先论后方，而以选方为主。所选方剂附记出处。书名袖珍，盖以此书至重至宝宜于珍藏之义。

说一说

1. 朱橚是谁?
2. 《救荒本草》是一部什么书?

《本草纲目》

　　"《本草纲目》我知道，明代大医药学家李时珍老先生的巨著，中医药史上的扛鼎之作。扛鼎之作意味着什么？举足轻重般的存在。举足轻重意味着什么？那就不是一般的重要。重要到什么程度？我都用了扛鼎、举足了还不明白吗？"其实，我也没说明白。反正一提起李时珍老先生就挺激动的。一激动，我的小心脏就"怦怦"地跳了起来。

　　李时珍生于医学世家，祖父是铃医，父亲李言闻是当地很有名气的医生，曾任太医院吏目。在当时，民间医生地位低下，生活也很是清苦。因此，父亲不愿李时珍再学医药，再从事医生职业。

　　李时珍14岁时随父到黄州府应试，一举得中秀才。然而，其后他曾三次赴武昌乡试，均不中第，故弃儒学医，一心钻研医学。他23岁随其父学医，名气随着时间的推移也越来越大。

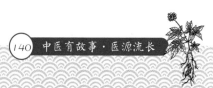

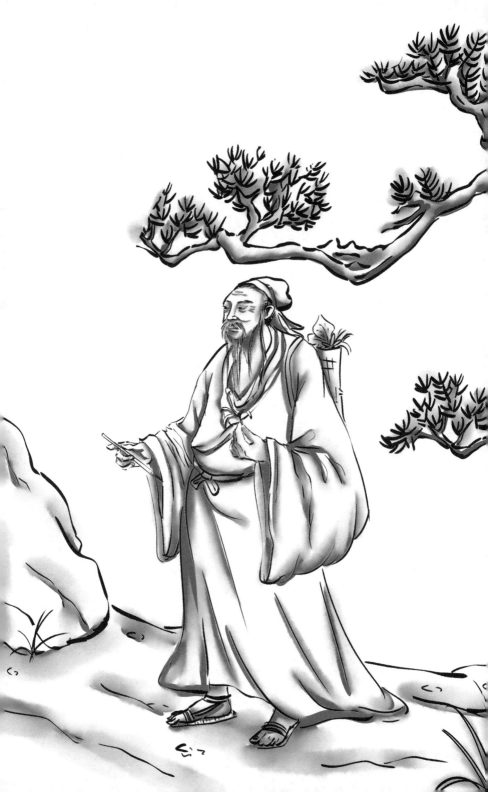

李时珍30岁时，因治好了富顺王朱厚熜（cōng）儿子的病而名声更加显赫，被武昌的楚王朱英㷿聘为王府的"奉祠正"，兼管良医所事务。明嘉靖三十五年（1556）李时珍又被推荐到太医院工作，授"太医院判"职务。李时珍在此仅任职一年，便辞职回乡了。

李时珍这一段在太医院工作的经历，史学界有诸多争论，有人认为李时珍曾出任太医院院判（正六品），但也有人认为他只是担当御医（正八品）。无论其职位高低，李时珍曾在朝为官是不可否认的事实。太医院的工作经历，有可能给他的一生带来了重大影响，为编写《本草纲目》打下基础。这期间，李时珍积极地从事药物研究工作，经常出入太医院的药房及御药库，认真仔细地比较、鉴别各地的药材，收集了大量的资料，同时还有机会饱览了王府和皇家珍藏的丰富典籍。与此同时，从宫廷中获得了当时来自民间的大量本草相关信息，并看到了许多平时难以见到的药物标本，开阔了眼界并丰富了医药知识。

从太医院辞官返乡后坐堂行医，李时珍致力于对药物的考察研究。在此期间，以自己的字——东璧为堂号，创立了东璧堂。李时珍在数十年行医以及阅读古典医籍的过程中，发现古代本草书中存在着不少错误，决心重新编纂一部本草书籍。李时珍着手开始编写《本草纲目》，以《证类本草》为蓝本，参考了800多部书籍。其间，多次离家外出考察，足迹遍及湖广、江西、直隶等地许多名山大川，

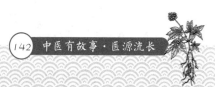

弄清了许多疑难问题。

在编写《本草纲目》的过程中，李时珍最头疼的就是由于药名混杂，往往弄不清药物的形状和生长的情况。过去的本草书中，虽然作了反复的解释，但是由于有些作者没有深入实际进行调查研究，而是在书本上抄来抄去，所以越解释越糊涂。而且，漏洞百出让人不得其解。例如药物远志，南北朝著名医药学家陶弘景说它是小草像麻黄，但颜色青开白花，宋代马志却认为它像大青，并责备陶弘景根本不认识远志。又如狗脊一药，有的说它像萆薢，有的说它像拔葜，有的又说它像贯众，说法都不一致。在他父亲的启发下，李时珍认识到，"读万卷书"固然很重要，但"行万里路"更是不可少。于是，他既"搜罗百氏"博览医药典籍，又"采访四方"跋山涉水去深入实际进行调查。

经过27年的努力，历经三次修改，终于完成《本草纲目》，全书完稿之后，经过十几年的寻寻觅觅，最终该书得以由金陵（今南京）书商胡承龙刊行。就在该书全部刻成之时，李时珍溘然长逝。

《本草纲目》这部伟大的著作，吸收了历代本草著作的精华，尽可能地纠正了以前的错误、补充了不足，并有很多重要的发现和突破。李时珍对每味药物进行了详细的考证和阐述，书中引经据典，对药物的历史、形态、效能、方剂，叙述详尽。《本草纲目》集中了李时珍的临证经验和实地考察结果，其中多有新发现、新经验、新见解。李时珍被誉为中国最著名的医药学家、世界著名的学者，被后世尊为"药圣"。

《本草纲目》不仅是一部药物学书籍，还是一部中国古代自然科学知识的百科全书式巨著。《本草纲目》不仅包含医药学知识，还包含了植物学、动物学、矿物学、物理学、天文学、气象学、农艺学等领域的极为丰富的知识，后世许多科学家都到《本草纲目》中寻金探宝。《本草纲目》很早流传到朝鲜、日本、越南等国，先后被全译或节译成日、朝、拉丁、英、法、德等多种文字，在亚洲、欧洲、美洲的许多国家和地区产生了巨大影响。

英国生物学家达尔文创立生物进化论，在他的《物种起源》中引述了《本草纲目》的9个条目，并称之为"古代中国百科全书"。著名英国科技史专家李约瑟在《中国科学技术史》中评价说："毫无疑问，明代最伟大的科学成就是李时珍的《本草纲目》。"

《本草纲目》是到16世纪为止，中国最系统、最完整、最科学的一部医药学著作。

"学习中医要读经典，要多读还要精读，深刻领会其中的奥妙，这是很需要也很必要的。'读万卷书'还是远远不够的，还要'行万里路'。李时珍老先生，让我明白了一个道理，学习传承中医要有一种锲而不舍的精神。不仅要学好理论，也要不断实践，理论与实践相结合，才能学习好

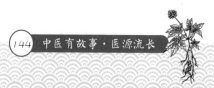

中医，传承好中医。任重道远、任重道远啊！"少年不努力，老大徒伤悲。我暗下决心，一定要不负时光，努力学好文化，走好中医之路的每一步。

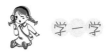 学一学

《本草纲目》中系统地记述了各种药物的知识，包括释名、集解、辨疑、正误、修治、气味、主治、发明、附方。

释名：解释此种药得名的来由及各种异名。

集解：集录各家关于这一药物的产地、形态、栽培采集方法等不同论述。

修治：介绍该味药物的加工方法。

气味：介绍该味药物的味道和基本性质。

主治：罗列各家对该药主治功能的记载。

发明：用药人的心得体会及新发现的疗效。

正误：纠正过去"本草"的错误，发表自己的看法。

附方：介绍该味药物的具体运用。

附录：附带介绍与此药有关的或相似的他种药物。

说一说

1. 李时珍坐堂行医的地方是什么？

2. 《本草纲目》历时多久才完成？

《医宗金鉴》

　　"《医宗金鉴》，肯定是一部关于医学的巨著。不知道是哪位古代名医老先生所编写？只要是中医经典古籍，都要认真拜读，方能成为大医。"这是我的深刻认识，也是我的决心。

　　吴谦，清雍正、乾隆年间的名医，曾任太医院院判。作为御医，吴谦经常随侍于皇帝身边。乾隆五年的早春二月，乾隆帝患了感冒，经吴谦、陈止敬等御医的精心诊治，乾隆帝的感冒很快就痊愈了，吴谦等御医因此还受到了嘉奖。在为宫廷服务期间，吴谦多次受到这样的恩赏。

　　清朝的前期，社会经济的发展，促进了国力的增强，宫廷医学也达到顶峰阶段。乾隆是一位极力标榜文治的皇帝，乾隆四年，乾隆帝诏令编纂医书，"尔等衙门该修医书，以正医学"。于是，由大学士鄂尔泰和亲王弘昼督办，命吴谦、刘裕铎为总修官。陈止敬担任该书的经理提调官。吴谦、刘裕铎、陈止敬这些人，都是当时赫赫有名的大医。

作为总修官，吴谦为《医宗金鉴》的成书做出了重要贡献。吴谦认为，医经典籍以及历代各家医书，存在着用词难懂、传写过程中产生错误，或博而不精、或杂而不一等问题，应予以"改正注释，分别诸家是非"。

为保证医书的质量，精心挑选有真知灼见、精通医学、兼通文理的学者共同编纂。设纂修官14人，副纂修官12人，武维藩等作为纂修官参加了编写。此

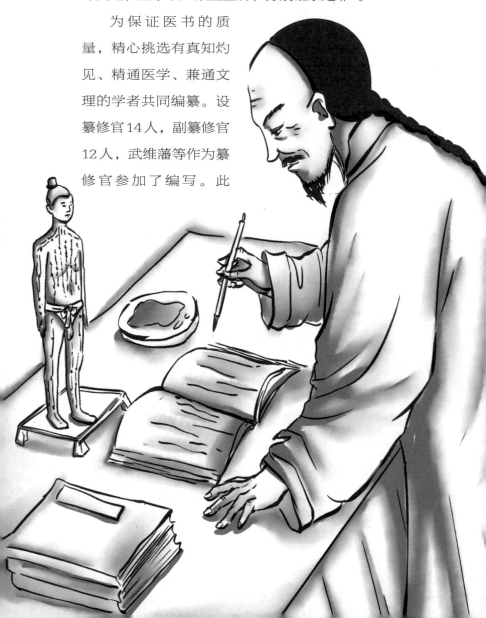

外，还有审效官、誊录官等人员，共70余人参加了编写工作。编纂中，不仅选用了宫内所藏医书，还广泛征集天下新旧医籍、家藏秘籍和世传良方。所以，此书为清代医学之集大成者。

《医宗金鉴》纂修完成后，这部医书是由乾隆帝赐名而得。为了嘉奖有功人员，乾隆帝御赐编纂者每人一部书，外加一具小型针灸铜人作为奖品。自1749年起，清太医院将《医宗金鉴》定为医学生教科书。《医宗金鉴》这部书，还广泛流传于民间，深受读者的欢迎。

"哈哈，原来是乾隆爷下令编写的，也就是官书啦！不管怎么说，乾隆爷还是做了一件大好事。但是，这部巨著的都是吴谦老先生这些名医大家所付出的辛勤劳动和心血。"这些名医大家我会记住的。

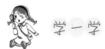
学一学

《医宗金鉴》

全书共分90卷，是中国综合性中医医书中比较完善而又简要的一种。全书采集了上自春秋战国，下至明清时期历代医书的精华。便于记诵，尤其切合临床实用，流传极为广泛。

说一说

1. 《医宗金鉴》是谁定的书名?

2. 《医宗金鉴》的总纂修官是谁?

中医有故事·医源流长

人痘接种术

"人痘接种术？这是干吗用的啊？怎没听说过呢？肯定是不好玩的事?"疑问，一个接着一个的疑问，从脑子里蹦出来。

数千年以来，天花到处肆虐逞凶，造成了大量的人口死亡，中国人也深受其害。唐宋以来，中国的天花发病人数逐渐增多。15世纪之后，由于交通的便利，人员来往更加频繁，天花开始在中国广泛流行。因此，关于天花的记载，史书上也就逐渐多了起来。

天花是从哪里来的，医史界一直有着不同的看法。在古籍的记载中，从马援"击虏"那时候起，来自交趾的天花开始在中原传播开来。因为天花是由战场上的俘虏带来，所以当初称它为"虏疮"。据史书记载，东汉建武十六年（40），征侧、征贰于交趾造反作乱，先后攻下六十余座城池，然后自立为王。南疆动荡的告急文书，很快就送到了汉光武帝刘秀的手中，刘秀不禁勃然大怒。于是，以骁勇善战著称的马援，被朝廷拜为"伏波将军"，负责率领大军挥师南疆讨平叛乱。

当时，南方被许多人视为"不毛之地"，那里气候炎热，潮湿多雨，遍地都是毒雾瘴气。行军作战异常艰苦。建武十八年，马援率领大军在崇山峻岭中行军上千里，终于赶到了目的地，并迅速地平定了叛乱，第二年就将征侧、征贰抓获斩首。从此，

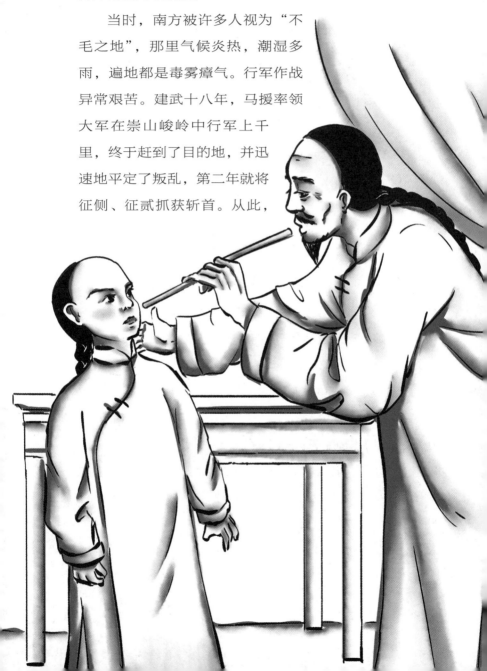

伏波将军的大名在南方流传开来。没想到的是，马援班师凯旋回朝之后，在清查军队人数时，才发现几乎有近一半的官兵因为瘴疫而死亡。而大多数学者认为，当时的"瘴疫"，主要是指天花。

根据《五代史补》记载，五代时期有一个"神童"名字叫陈黯。陈黯才思敏捷、聪明过人，不幸的是在他十三岁的时候染上了天花，痊愈之后脸上留下了点点瘢痕。有人认为，陈黯诗中的后两句"天嫌未端正，敷面与装花"即隐含着"天花"之名。到了北宋之初，天花开始以"痘疮"为名。从这时开始，中医把"痘疮"归属到"小儿科病类"。有人推测，在宋代天花主要侵袭的对象是儿童，而成人已经具备了免疫力。

明代医学家万全在《痘疹世医心法》中记载："嘉靖甲午年（1534）春，痘毒流行，病死者十之八九。"生活在唐代，出身官宦世家的王焘，经过数十年努力，编纂而成的医学巨著《外台秘要》中也有记载：天行发"斑疮"，须臾遍身，皆戴白浆。被金代皇帝赐予"高尚"先生的名医刘完素，在他的医书中曾经这样写道："小儿'疹痘'未出，误以热药发汗，致使阳热转甚，则重密出不快，多至黑陷而死……"

中国历代的各类著述中，在记录天花这种疾病时，所用的名称不尽相同，但从书中所描述的症状来看，确属天花无疑。

对于不幸感染上天花的人，《肘后救卒方》中记录的治病药方："取好蜜通身上摩，亦可以蜜煎升麻，并数数食。又方，以水浓煮升麻，绵沾洗之，若酒渍弥好，但痛难忍。"这个药方的意思是，取好蜜通身涂抹，或者用蜜煮升麻，然后频繁地饮服。另一个药方的意思是，用水去煮升麻，并且，用棉蘸上药液涂抹疮面。当然，如果用酒去浸渍升麻是更好，但是，这会引起剧烈的疼痛令人难忍。

明清时，我国的人痘接种法成为对其预防最有效的措施。乾隆年间的《医宗金鉴》中也有《幼科种痘心法要旨》1卷，可见清代种痘术在全国范围内得到普及推广。清代名医张璐的《张氏医通》及《医宗金鉴》中记载的人痘接种法共有四种：痘衣法、痘浆法、旱苗法、水苗法，痘浆法、旱苗法、水苗法从应用途径而言称之为鼻苗法。而从痘浆或痘痂的处理方法上讲又称为"生苗法"，这种方法症状较重，有一定的危险性。后来，医者把患儿痘痂研粉称为种苗，递相传种，精加选炼。从此，毒性减轻，更加安全，谓之"熟苗"。经过选择培养的苗种又称为"丹苗"，据说在当时成功率可达95%。

人痘接种术也受到清代统治者的重视，在康熙皇帝亲撰的《庭训格言》中就有这样的记载："国初，人多畏出痘，至朕得种痘方，诸子女、尔等子女，皆以种痘得无恙。今边外四十九旗及喀尔喀诸蕃，俱命种痘，凡所种皆得善愈。尝记，初种痘时，年老人尚以为怪，朕坚意为之，遂全此千万人之生者，岂偶然耶。"

据说，康熙为预防天花曾极力推广人痘接种术，还特地派人到江西寻访有专业痘疹兼种痘技术的医师朱纯嘏，召之进京入宫，为皇室子孙及皇亲国戚大臣子女接种人痘，朱氏因此而被授予太医院御医，并受康熙之命，赴边外为满蒙王公大臣子孙种人痘，都取得了很好的效果。康熙的做法，使之前猖狂流行的天花得到了有效的控制和预防。

人痘接种术的预防效果，很快引起世界其他国家的效仿。人痘接种术由戴曼公传至日本，俄罗斯派人到中国学习痘医。人痘接种术传入英国后，紧接着就传至欧洲大陆，随即又传到美洲，人痘接种在朝鲜也获得成功。

18世纪末，在中国人痘术基础上，英国人琴纳发明了牛痘术，并在欧洲开始推广。嘉庆十年（1805），东印度公司外科医生皮尔逊来到澳门行医，将牛痘带到中国。但因接种者不多，使浆种失传。嘉庆十五年，洋商剌佛从菲律宾再次将牛痘种带到中国，得到广东十三行洋商支持，洋行会馆委托邱熺实施种痘。嘉庆二十二年，邱熺撰成《引痘略》一书刊行，于是牛痘由广东逐渐传遍全国。

人痘接种法的发明，是我国对世界医学的一大贡献。人痘接种术是我国的伟大创造，有着重要的历史意义，它不仅是牛痘发明前预防天花的有效方法，更重要的是它成为人工免疫法的先驱。

18世纪，法国的大思想家伏尔泰在其名著《哲学通信》中高度评价人痘接种术，他热情洋溢地写道："我听说一百年前中国人就有这种习惯，这是被认为全世界最聪明、最讲礼貌的一个民族的伟大先例和榜样。"人痘接种术无疑是世界医学史上最辉煌的篇章之一。

"真没想到，中医竟然解决了困扰人类上千年的传染疾病，遏制住了天花的流行蔓延，为人类的健康事业做出了巨大的贡献。了不起，中医，我为你骄傲，我为你自豪！"心灵中，油然升起一团火焰。

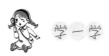 学一学

痘衣法、痘浆法、旱苗法、水苗法

痘衣法：取天花患儿贴身内衣，给健康未出痘的小儿穿着二三天，以达种痘之目的。

痘浆法：取天花患儿的新鲜痘浆，用棉签蘸取塞入被接种对象的鼻孔，以此引发起痘，达到预防接种的目的。

旱苗法：取天花患者痘痂研极细末，置曲颈根管之一端，对准鼻孔吹入，以达种痘预防天花的目的。

水苗法：取痘痂20—30粒，研为细末，和净水或

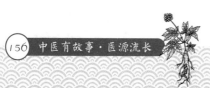

人乳三五滴，调匀，用新棉摊薄片，裹所调痘苗在内，捏成枣核样，以线拴之，塞入鼻孔内，12小时后取出。

 说一说

法国的大思想家伏尔泰如何评价人痘接种术？

叶 桂

"叶桂？我觉得这是古代中医大家里，一位医术高超的老先生，很可能是一代大宗师。"不知为什么，我的感觉越来越灵验了。

叶桂，清代著名医学家，"温病四大家"之一。他的传奇故事有很多，不仅是医术高明，更是医德高尚，令人十分敬仰。

叶桂出生在医学世家，祖父叶时、父亲叶朝采，都是通晓医理、医术高明的医生。他自幼耳濡目染从而喜爱中医，少时就开始了祖传医学传授。叶桂最擅长治疗流行瘟疫和痧痘等症，他可是中国最早发现"猩红热"这种传染病的人。在温病学上的成就尤其突出，也是温病学的奠基人之一。是他首创温病"卫、气、营、血"辨证大纲，为温病的辨证论治开辟了新途径，被尊为温病学派的代表。

父亲叶朝采不仅医术高明，读书也多，很是有学问，

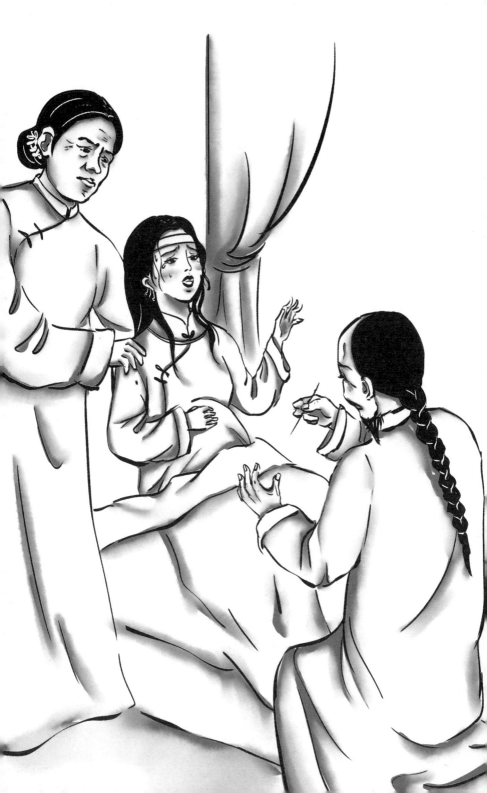

还喜欢饮酒赋诗和收藏古文物。但不幸的是，不到五十岁就去世了，那时的叶桂才十四岁。叶桂十二岁时随父亲学医，父亲去世后，因家贫生活所迫，便开始走江湖行医看病。同时，拜父亲的门人朱先生为师继续学习。他聪颖过人"闻言即解"，一点就通，加上勤奋好学，虚心求教，见解往往超过教他的朱先生。

叶桂从小熟读《内经》《难经》等古籍，对历代名家之书学习研究。不仅孜孜不倦，而且始终是以虚心求教的态度，借鉴前人和他人长处。他还信守"三人行必有我师"的古训，只要比自己高明的医生，他都愿意行弟子之礼，拜为师。一听到哪位医生有专长就欣然而往，必待学成后才能回去。

从十二岁到十八岁，他先后拜过师的名医就有十七人，其中包括周扬俊、王子接等著名医家，无怪后人称其"师门深广"。

山东有位姓刘的名医擅长针术，叶桂想去学但没人介绍。有一天，那位名医的外甥赵某因为舅舅治不好他的病，就来找叶桂求医。经叶桂专心诊治，吃了几服药就治好了。赵某很感激，愿意介绍叶桂改名换姓去拜他舅舅为师，叶桂如愿在那里虚心地学习针术。

这一天，有人抬来一个神志昏迷的孕妇。刘医生诊脉后推辞说不能治。叶桂仔细观察后，发现孕妇是因为胎儿不能转胞，导致孕妇疼得不省人事。于是，他取针在孕妇脐下刺了一下，叫人马上抬回家去，到家后胎儿果然产下。刘医生很是惊奇不已，详加询问才知道这个徒弟原来是大名鼎鼎的叶桂，心中不知道有多么感动，就把自己的针灸医术全部传授给了他。

叶桂母亲患病，他总治不好，就遍请城内外名医，还是不见好转。他便问仆人："本城有无学问深而无名气的医生？"仆人说："后街有个章医生，常夸自己医术比你高明，但请他看病的人寥寥无几。"叶桂吃惊地说："出此大言，当有真才实学，快去请来！"

仆人请章医生时说："太夫人病势日危，主人终夜彷徨，口中反复念着'黄连'。"章医生到叶桂家诊视老太太后，细看用过的药方没有吱声。很久才说："药、症相合，理当奏效。但病由热邪郁于心胃之间，药中须加黄连。"叶桂一听便说："我早就想用黄连，因母亲年纪大，恐怕会灭真火。"章医生说："太夫人两尺脉长而有神，本元坚固。对症下药，用黄连有何不可？"叶桂听后很是赞同，结果服下两剂药病就好了。以后叶桂便对人说："章医生医术比我高明，可以请他看病。"

叶桂在世八十年，临终前告诫他的儿孙们说："医可为而不可为，必天资敏悟，读万卷书，而后可借术济世。不然，鲜有不杀人者，是以药饵为刀刃也。吾死，子孙慎勿轻言医。"这就是一代宗师、大医叶桂，一个对自己的言行极端负责的仁者，对后人的告诫之言。同时，也显示出他在医学造诣，乃至人生哲理的追求上所达到的极高境界。

他的儿子叶奕章、叶龙章都是著名医家，只不过被父亲的巨大名声掩盖了。许多反映其独到经验和深邃医理的名言，一直对后人起着启迪和借鉴的作用。他的学说在身后二百多年的持续发展中，形成了中医史上一个重要的医学流派——"叶派"，在近代医学史上有着重要的地位。

叶桂生前来求医看病的接连不断，整日都在忙于诊治病人，被誉为"史上最忙的医家"，无暇亲笔著述。他留存于世的宝贵医学著作，全部都是他的门人和后人收集、整理的结果。其主要著作有《温热论》《临证指南医案》《未刻本叶氏医案》等。

"叶桂老先生，在临终时说的那番话，让我有些懂得了为什么要学中医，怎样去做一个好医生，如何才能成为一个好医生。叶桂老先生，为后人留下的不仅仅是精妙的医术，更是高尚的医德。"我怎么会这般平静地思考了呢？

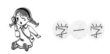

温病四大家

我国古代中医学不断发展，至明清时逐渐形成了温病学派。对温病学体系的形成和发展做出杰出贡献

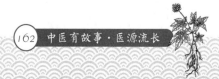

的清代温病四大家有：叶桂（叶天士），薛雪（薛生白），吴瑭（吴鞠通），王士雄（王孟英）。叶天士著《温热论》，薛生白著《湿热病篇》，吴鞠通著《温病条辨》，王孟英著《温热经纬》。

 说一说

1. 能讲一个叶桂的故事吗？
2. 叶桂为母亲诊病开方哪一味药令他纠结？

《医林改错》

"《医林改错》，我的理解就是改错。改什么错呢？呵呵，这个真不知道哎！不知道就是不知道，也没什么可不好意思，学而知之嘛！"自我解嘲一下。

《医林改错》是清代医学家王清任，在反复观察实验的基础上，所撰写的一部医学著作。王清任在医学实践中发现了一个大问题，就是我国古代医书中对人体脏腑的位置、大小和重量的描述并不确切。为此，他曾在瘟疫流行的灾区，观察未掩埋的儿童尸体300多例，逐一进行了解剖和观察，绘制了大量的脏腑图。他认为，前世许多医书中的讲法不正确，必须要加以改正，故书名便为《医林改错》。

王清任自幼习武，是个有着侠肝义胆的人。传说有一年，他的故乡还乡河上仅有的一座渡桥，因"官桥官渡"勒索百姓，还是"善桥善渡"不收费用引起了官司，王清任力主"善桥善渡"。堂上审理时，王清任站诉不屈，并义

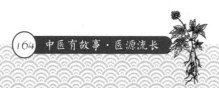

正词严："我跪的是大清法制'顶戴花翎'，不是为你下跪。"王清任的大义凛然，让县官大怒不已。

王清任深受祖上行医的影响，十分喜欢医学，20岁便弃武学医。几年间，就已誉满家乡。30多岁时到北京设立医馆"知一堂"，成为了京师的名医。他医病不为前人所困，用药独到，特别善用黄芪，治愈不少疑难病症。王清任一生读了大量医书，曾说："尝阅古人脏腑论及所绘之图，立言处处自相矛盾。"在临床实践中，就感到中

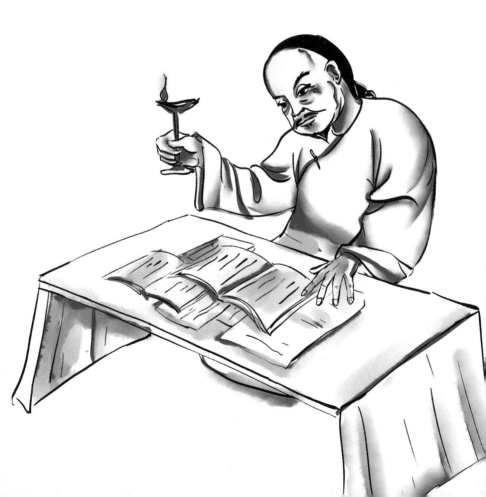

医解剖学知识不足，提出"夫业医诊病，当先明脏腑"的论点。

嘉庆二年（1797），王清任至滦县稻地镇行医时，适逢流行"温疹痢症"，传染性非常强，每日病死小儿一百多。王清任冒着被传染的风险，一连10多天，详细对照研究了30多具尸体的内脏。他与古医书所绘的"脏腑图"相比较，发现古书中的记载多有不相吻合。王清任为解除对古医书中说的小儿"五脏六腑，成而未全"的怀疑，嘉庆四年六月，在奉天行医时，闻听有一女犯将被判处剐刑（肢体割碎），他便立即赶赴刑场仔细观察，发现成人与小儿的脏腑结构大致相同。而后又去北京、奉天等地多次观察尸体，并向恒敬（道光年间领兵官员，见过死人颇多）求教，明确了膈是人体内脏上下的分界线。

王清任也曾多次做过动物的解剖实验，经过几十年的钻研，本着"非欲后人知我，亦不避后人罪我""唯愿医林中人……临症有所遵循，不致南辕北辙"的愿望和态度，于道光十年，就是他逝世的前一年，著成《医林改错》一书刊行于世。王清任在《医林改错》中，订正了古代解剖学中的许多错误的说法，对人的大脑也有新的认识，提出"灵机、记性，不在心，在脑"。如果脑子出了毛病，就会引起耳聋、目暗、鼻塞甚至死亡。

"中西医汇通派"创始人之一唐宗海，在《中西汇通医经精义》中有这样的记载："《医林改错》中，剖视脏腑与

西医所言略同，因采其图以为印证。"《医林改错》一书极大地丰富了中医学宝库。此书曾被节译成外文，对世界医学的发展也有一定影响，西方医学界称王清任为中国近代解剖学家。

"王清任老先生不拘泥于古人，勇于探索的创新精神是我学习的楷模。王清任老先生让我更加明白了，学中医不仅仅是学习中医药科学知识，更是一种文化传承、一种精神的弘扬。"我用力地挥了一下手臂。

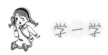 学一学

唐宗海

唐宗海，四川彭县人，中医七大派"中西医汇通派"创始人之一。生于清代同治元年，卒于光绪二十三年，享年五十二岁。他先攻儒学，光绪年间举进士，中年之后则转而研究医学，主张兼取众家之长，"好古而不迷信古人，博学而能取长舍短"。

著有"中西汇通医书五种"，包括《中西汇通医经精义》《伤寒论浅注补正》《金匮要略浅注补正》《血证论》《本草问答》等。其中，《血证论》《中西汇通医经精义》为其主要代表著作。

说一说

1. 王清任坐堂医馆是什么名称?
2. 王清任为什么要撰写《医林改错》?

《寿世青编》

"《寿世青编》，看书名就知道，里面的学问一定会很玄奥。寿世？是什么意思呢？青编？又是什么意思呢？是哪位老先生弄出一部让人无比好奇的书呢？"我索性不想了，赶紧去书里找答案。

《寿世青编》是清代名医尤乘撰写的一部养生专著，又名《寿世编》。

"是养生的医书哎！有谁不想健康长寿，能活到一百岁啊！"我立刻来了精神，小心脏立马就"怦怦"跳了起来。

尤乘是清代医学家，自幼学习儒家理论，又很喜欢涉猎医书，他的表伯邢层峰，是一位家传医生。尤乘经常前往去请教，得到很多的指点。后来，他师从名医李中梓。

李中梓，明末清初的医学大家。其父亲是万历十七年的进士，因而李中梓从小就受到良好的教育，幼年就擅长文学、兵法，因屡试不第，加之体弱多病，随即就放弃了仕途而学医。他悉心钻研医学名家的著作，深得其中精要，对中草药物的药性进行反复研究，并用于临床实践，在实践中创立了自己的医学理论，成为一代名医。曾祖父李府，为抗击倭寇而捐躯。

尤乘得到名医李中梓的亲自传授，医术提高得很快。学成之后，又出去遍访名医，还跟从京城名师学习针灸，曾出任太医院御前侍直三年。

辞官返乡后，复与同窗蒋仲芳共设诊所，广施针药，救治甚众。尤乘博采《内经》、老子、庄子、孙思邈等各家的养生论述，自饮食起居、四季调理，以及劳逸情志、气功、按摩等均在《寿世青编》中有详细的阐述。其中，还有养生的功法，有图解，有文字说明。

《寿世青编》是尤乘结合自身的临床实践及日常养生经验，汇通辑录诸家的养生思想和方法技术而成。尤乘自己对此书也寄情甚深，汇刻李中梓医著《士材三书》时将其附后，便知道其用意了。

《寿世青编》一书中，收载了150余种药物炮制方法，总结了病后的食疗方、饮食的适宜与禁忌。特别重视养生和预防，提出修养性情是"却病良方、延年好法"。认为"食疗不愈，然后议药"。有些疾病通过饮食就能调理康复，不能治愈时再用药去治疗。

针对老年人血气已衰、精神减耗，提出治病"勿紧用针药，急求痊愈"，宜用中和之剂，进食补虚。食疗方中，藕蜜膏治虚热口渴便秘，理脾糕治脾虚泄泻，马齿苋羹治下痢赤白、腹痛，莲肉糕治病后胃弱消化不良，茯苓粥治脾虚泄泻、不寐等，均简便有效，至今还广为应用。

《寿世青编》是一部养生的经典，在中医养生学说中有着较大的影响。

"这真是一本好书、一本有趣的书，一本使人健康长寿的奇书。修养性情就能够预防疾病，食疗可以不吃药就能让身体健康起来，这也太美妙了。中医神奇，就是让人知道怎么才能不生病，活得健康快乐，一百岁算得了什么啊！"中医药学深深地吸引着我，越想越觉得中医学有着无穷的魅力。

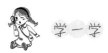

学一学

养 生

　　养生，指通过各种方法颐养生命，增强体质，预防疾病，从而达到延年益寿的一种医事活动。明清时期，由于中医学的突破进展，出现了许多著名养生学家，中医养生学体系得到了进一步的丰富和完善，许多名家编辑撰写出了影响较大的著作。

说一说

1.《寿世青编》是什么医书？
2.《寿世青编》的作者是谁？

中医传人

今天是周末，我睡到了一个自然醒，真的是好惬意啊！因为，一连几个单元考试都取得了前十名的好成绩。我的心情……一顺手拉开了窗帘。刹那间，明媚的阳光洒在我的脸上，心情啊，就是这样的灿烂。

我转身打开房门，边走边随口吟诵出："凡大医治病，必当安神定志，无欲无求，先发大慈恻隐之心，誓愿普救含灵之苦……"

"起来啦，宝贝丫头，怎么不多睡会儿啊？"起早出去买东西回来的老爸，一进屋就满脸笑容地对我说。

"老爸，辛苦啦！您受累了。"我连忙上前接过老爸手里的东西，脸上也同样是笑容可掬。

"不累不累，只要丫头开心就好，开心就好。"这老爸怎么怪怪的，对我一副小心翼翼的感觉呢？

"老爸，您老人家啥意思啊？是不是我让您不开心了啊？什么只要我开心就好啊？您不开心就好吗？"以往，老爸说什么都不会往心里去，可不知为什么，今天我竟然冒出这么多想法。

"丫头，你想多了。老爸一直都很开心，咱们都开心，都开心啊！"老爸对我的一连串疑问，慌忙地解释着。我心里，突然有一种酸酸的感觉。

这时，我的娘亲端着碗筷从厨房出来，"你爷儿俩聊啥呢？洗洗手吃饭啦！宝贝丫头手里拎着东西多累啊！"

一家人坐下来吃早餐，我给老爸剥了一个鸡蛋，又给娘亲碗里夹了两片香肠。老爸和娘亲相互看了一眼，眼神里流露出一丝诧异的目光。然后，又看着我好像不太认识似的，随即他们脸上出现了笑容。看得出来，那是幸福的笑容。是啊，以前我从来可没有这样的表现，都是老爸和娘亲照顾我、伺候我，自己就这么一个小的举动就会让他们很是激动，我这个女儿做得太失败了。

"爸爸、妈妈，女儿以前很不懂事，给你们添了很多麻烦，特别是我喜欢上中医后，就没让你们省心过。好长一段时间每天都追着给你们扎针灸，其实那会儿什么都不懂，就是觉得好玩。爸、妈实在是对不起，我真是太任性了。"一想起那时候老爸和娘亲，对自己那般的无奈，鼻子一酸眼泪不争气地掉了下来。

"宝贝丫头，你看你都说什么呢？没事、没事，老爸愿意的，只要你开心就好。"老爸见我掉眼泪了，一脸心疼的样子，焦急地说道。娘亲也连忙哄着说："那会儿你不是入迷了吗？现在你不是不那样了吗？我和你爸挺理解你的，不责怪自己了啊！你要是还想扎就扎了。"

看着老爸和娘亲慈爱和疼惜的目光，心里更加内疚得不得了，我终于明白了那句话："可怜天下父母心。"

"爸爸、妈妈，"我擦掉了脸上的泪花，"你们是最好的父母，我真的感受到了，作为你们的女儿很幸福。我为什么让你们感觉我有变化了，因为现在我明白了，中医是一门什么样的学问。"老爸和娘亲都瞪大眼睛，认真地在听我说。

"中医是一门立德、修德的学问，不立德、不修德是学不好中医的。正如《大医精诚》中说的那样，凡是大医治病，一定要安定神志，没有私欲和贪求，首先具有慈悲怜悯的心肠，发誓愿普救百姓的疾苦。让我懂得了，有了仁心方得仁术。同样道理，一个不孝敬父母、不体谅父母的人，是学不好中医的。"

"宝贝丫头，讲得太好了，简直就是中医达人啊！"老爸激动地拍着巴掌，娘亲却笑而不语，满脸都是欢喜。

"老爸，我不得不指出您老人家说丫头是中医达人是不对的。这么说，是对中医的不尊重，也是对丫头我的不尊重。"老爸听我这么说，一脸的茫然不知所措了。

"你呀，有点太激动了，太激动不好，这不出错了吧！宝贝丫头，你快说说，你老爸错在哪，好让他改正啊！"娘亲的微笑，总是令人感觉那么温暖，这就是贤妻良母的品质吧。

"学中医不是时尚，是薪火相传、弘扬光大中医学文化，去造福人类。我是中医传人。"那种自豪感从心底强烈地迸发出来。

参考答案

火的诞生

说一说

1. 有一位聪明的燧人氏，突然发现大风使树枝摩擦能生出火来，于是就经过反复试验发明了钻燧取火，解决了人们吃熟食困难的问题。民众非常高兴，认为他是圣者，便拥戴他为头领。

2. 生吃禽兽的肉，喝禽兽的血。

衣着由来

说一说

1. 殷商以后，冠服制度初步建立；西周时，服饰制度逐渐形成。

2. 浙江余姚市。

有巢氏

说一说

1."干栏"式建筑，就是下层养家畜，上层居住人，既能防潮防水，也能防兽防敌，一般认为这是从巢居发展而来的。

2.这种房子比较低矮，一半似洞，一半似房，通风透光都较差。后来，人们学会了在屋顶开天窗，以改善空气的流通和光线照明。

阴康氏

说一说

1."仿生舞"，也叫作原始舞蹈。这种舞蹈源自飞禽走兽的不同姿态、人们劳动的不同动作。

2."仿生舞"的基本作用是宣达腠理，通利关节，达到散瘀消积、保持健康的目的。

伏羲氏

说一说

1.伏羲。

2.伏羲看到蜘蛛结网捕虫，很受启发，就借鉴蜘蛛结网的方式，发明了网。

神农氏

说一说

1. 炎帝教人们去开垦土地，播种五谷，解决了食物短缺的问题。人们感念炎帝的功德，都称炎帝为神农。

2. 神农。

《山海经》

说一说

1.《山海经》是中国先秦重要古籍，也是一部富于神话传说的最古老的奇书。

国学中的中医药

说一说

1. 国学，是指以先秦经典及诸子百家学说为根基，涵盖了两汉经学、魏晋玄学、隋唐道学、宋明理学、明清实学和同时期的先秦诗赋、汉赋、六朝骈文、唐宋诗词、元曲与明清小说并历代史学等一套完整的文化、学术体系。也可以简单地理解为，中华民族的传统文化和学术思想，都可称作国学。

2. 用"藏冰"防止夏日中暑。

仪狄造酒

说一说

1. 百药之长。

2. 郁金。

伊尹汤液

说一说

1. 伊尹。

2. 汤液的出现，使人们由用生药转变为用熟药，由大剂量使用单味药改变为适量的多味药混用，这就更有利于药效的发挥，并且降低了药物的毒副作用，服用起来更加方便。在此基础上，多种药物配合而成的复方药物开始出现，加快了中医药学发展的进程。

阴阳五行

说一说

1. 一个物品对着太阳的一面就叫阳，背着太阳的一面就叫阴。

2. 木、火、土、金、水。

汉墓奇书

说一说

1. 长沙市芙蓉区马王堆。

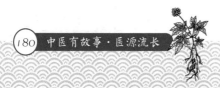

2. 马王堆汉墓。

《黄帝内经》

说一说

1. 黄帝，传说中远古时代华夏民族的共主，五帝之首。黄帝被尊祀为"人文初祖"。

2.《黄帝内经》奠定了人体生理、病理、诊断以及治疗的认识基础，是中国影响极大的一部医学著作，被称为"医之始祖"。

《神农本草经》

说一说

1.《神农本草经》之名，是古人对神农的敬仰与推崇，是对他所做出巨大贡献的一种高度评价和肯定。

2. 因神农开创农耕以后，为人类生存提供了可靠、稳定的饮食和药食两用的原料来源，无论是野生还是经过驯化栽培的植物，均是民众用以果腹乃至治病除疾的根本。因而以"本"字冠"草"。可见，"本草"作为药物专著不但由来已久，而且意义深远。

《伤寒杂病论》

说一说

1. 汉献帝建安中期，张仲景任长沙太守，坐在办公的大堂上为病人诊脉开方。后人因为崇敬张仲景的精湛医术和高尚医德，便仿效他，把在中药店行医的中医称为"坐堂医"。

2. 张仲景的家族本来是个大族，有200余人。自从建安初年以来，不到十年，有三分之二的人因患疫症而死亡，其中死于伤寒者占十分之七。

王叔和

说一说

1. 太医令。

2. 一部脉学专著。

皇甫谧

说一说

1. 如果早上明白了一个道理，就算晚上便死去，也是值得的。

2.《针灸甲乙经》。

葛 洪

说一说

1. 是一部中医急诊治疗的方药书。书名的意思就是，可以常常备在肘后（带在身边）的应急书，是应当随身常备的实用书籍。

2. 女灸学家。

陶弘景

说一说

1.《本草经集注》中，共收录药物730种，并首创了沿用至今的药物分类方法，以玉石、草木、虫、兽、果、菜、米食分类（原书散失已久，后人在敦煌发现残卷），成为我国本草学发展史上重要的里程碑。

2. 陶弘景生活的年代，关于本草的著作有10余种版本之多，没有统一的标准。特别是早期古本草书，由于年代久远，其中内容散乱，植物药、矿物药、动物药混合在一起，使临床运用颇为不便。

《雷公炮炙论》

说一说

1. 炮炙是对中药材以火处理的一类加工方法。

2.《雷公炮炙论》。

孙思邈

说一说

1.《大医精诚》出自孙思邈著作《千金方》的第一篇，是论述医德的一篇极重要文献，广为流传，影响极其深远。

2. 孙思邈。

针灸铜人

说一说

1. 在铜人的肚子里装进水，把一个个穴位用蜡封起来，扎到穴位上蜡被刺破，水流出来就说明穴位找准了，不出水说明没有扎到穴位上。

2. 从书中找答案。

唐慎微

说一说

唐慎微想到了读书人接触的书多，让他们来帮着自己收集资料。为此，唐慎微定下一个规矩，凡是读书人来找他看病分文不取，但是有一个条件，就是希望他们帮助收集名方秘录。

钱　乙

说一说

1. 钱乙。

2. 哑科。

名医进士

说一说

1. 许叔微。

2. 一个是开始攻读医书。病痛把他父母的性命夺走了，在

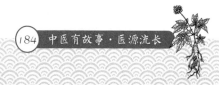

他心中留下无限的伤痛。另一个是一辈子免费看病，不收老百姓的钱，拯救病痛中的人。

《洗冤集录》

说一说

1.《洗冤集录》是目前已知最早的一本法医学著作，比西方早了3个多世纪。

2. 宋慈少年拜师于同乡吴稚门下。

《妇人大全良方》

说一说

1.《妇人大全良方》是一部全面、系统论述中医妇产科学的专著。

2. 南宋。

相火论

说一说

1. 朱震亨。

朱橚

说一说

1. 朱橚是明朝皇家子弟，明代第一任周王，明太祖朱元璋的第五个儿子，他还是医学家。

2.《救荒本草》不仅在救荒方面起了巨大的作用，而且他开创的野生食用植物研究，在国内外产生了深远的影响。

《本草纲目》

说一说

1. 东璧堂。

2. 27年。

《医宗金鉴》

说一说

1. 乾隆帝。

2. 吴谦、刘裕铎。

人痘接种术

说一说

"我听说一百年前中国人就有这种习惯，这是被认为全世界最聪明、最讲礼貌的一个民族的伟大先例和榜样。"

叶　桂

说一说

2. 黄连。

《医林改错》

说一说

1. "知一堂"。

2. 在临床实践中，感到中医解剖学知识不足，提出"夫业医诊病，当先明脏腑"的论点。本着"非欲后人知我，亦不避后人罪我""唯愿医林中人……临症有所遵循，不致南辕北辙"的愿望和态度，于道光十年，也就是他逝世的前一年，著成《医林改错》。

《寿世青编》

说一说

1. 《寿世青编》是清代名医尤乘撰写的一部养生专著，又名《寿世编》。

2. 尤乘。

参考文献

1.《医古文》，赵鸿君主编，科学出版社，2023.

2.《中药传奇》，龚力民、方磊编，军事医学科学出版社，2022.

3.《识汉字认中药》，卢颖编，中国中医药出版社，2022.

4.《医古文》，王育林、李亚军主编，中国中医药出版社，2021.

5.《青少年中医药文化》，赵歆、单丹雅、甄雪燕主编，北京出版社，2021.

6.《图解本草纲目》，张文杰主编，中医古籍出版社，2021.

7.《中国神话故事》，焦庆锋编著，内蒙古人民出版社，2021.

8.《中国医学通史》，李经纬、林昭庚主编，人民卫生出版社，2000.

9.《中医药文化知识读本》，孙光荣、王琦主编，中国

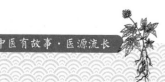

中医药出版社，2020.

10.《针灸学》，梁繁荣、王华主编，中国中医药出版社，2020.

11.《中医药故事》，韩兴贵、何召叶、密丽主编，天津科学技术出版社，2020.

12.《中药飘香》，刘玉良主编，浙江工商大学出版社，2020.

13.《华佗的故事》，管成学、赵骥民主编，吉林科学技术出版社，2019.

14.《杏林大观园中医文化集萃》，蓝桂华主编，云南科技出版社，2019.

15.《中医名家励志故事》，张明、彭玉清著，中国中医药出版社，2018.

16.《药姑话药》，胡亚伟、骆兵编著，四川科学技术出版社，2018.

17.《中医中药轶事珍闻》，杨晓光、赵春媛主编，人民军医出版社，2018.

18.《中医基础理论》，郑洪新主编，中国中医药出版社，2016.

19.《中药学》，钟赣生主编，中国中医药出版社，2016.

20.《中医诊断学》，陈家旭主编，人民卫生出版社，2016.

21.《伤寒论选读》，王庆国主编，中国中医药出版社，2015.

22.《讲中药故事谈老医秘验》，魏玉香、宋月航、张慧卿编著，中国中医药出版社，2015.

23.《中华传统美德》，刘涛编著，黄山书社，2014.

24.《中药学》，陈蔚文主编，人民卫生出版社，2013.

25.《讲故事识中药》，胡皓、胡献国主编，人民军医出版社，2013.

26.《中国神话故事》，崔钟雷主编，浙江人民出版社，2013.

27.《中医内科学》，吴勉华、王新月主编，中国中医药出版社，2012.

28.《趣话中药》，张虹著，人民军医出版社，2012.

29.《餐桌上的中草药》，白极、王良信编著，中国医药科技出版社，2012.

30.《华佗传奇》，怀家伦著，中国中医药出版社，2011.

31.《中国历代名医碑传》，方春杨著，人民卫生出版社，2009.

32.《中医趣话》，陈书秀编著，哈尔滨出版社，2008.

33.《神医扁鹊之谜：扁鹊–秦越人生平事迹研究》，曹东义主编，中国中医药出版社，1996.

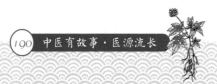